U0142455

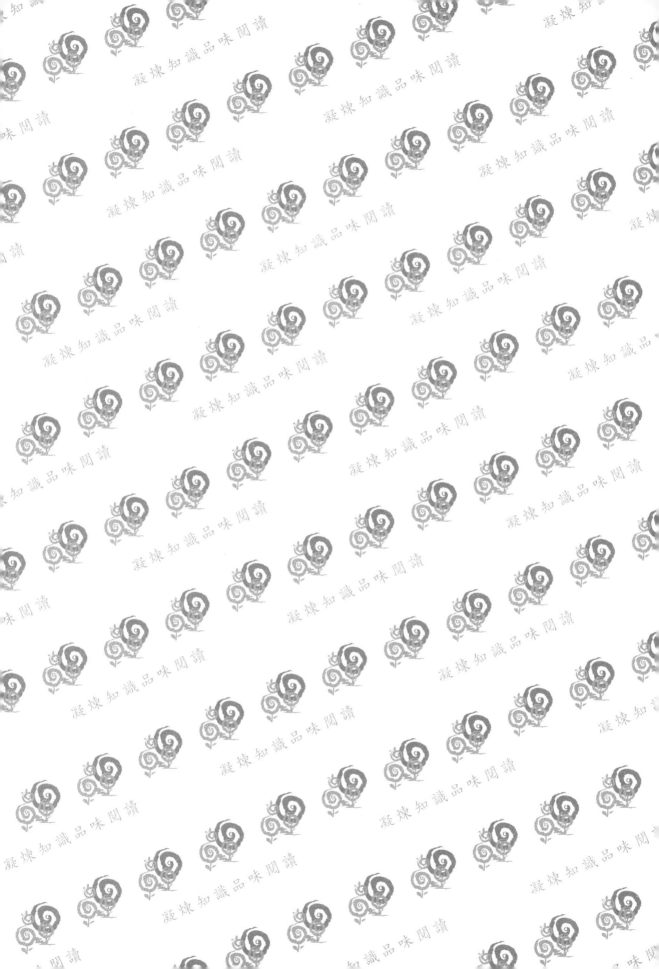

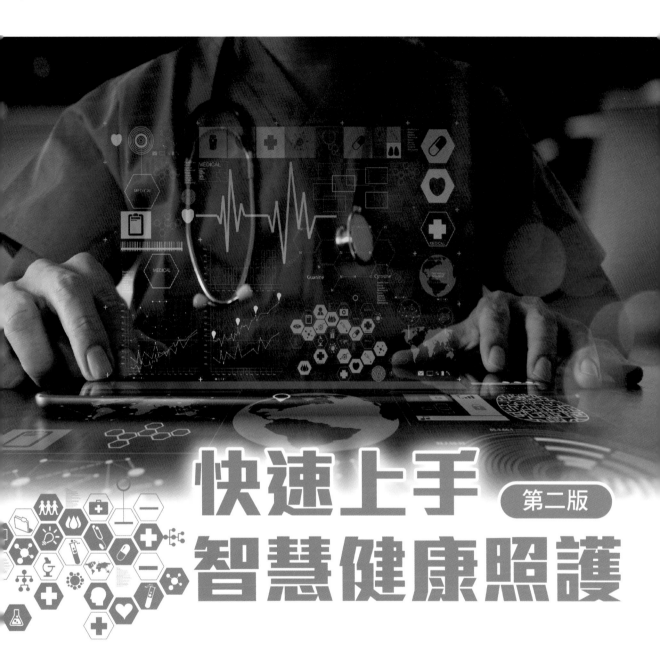

快速上手 第二版
智慧健康照護

五南圖書出版公司 印行

推薦序

謝楠楨

國立臺北護理健康大學校長

在這個資訊科技快速成長的年代裡，物聯網早已成為一門極為重要的發展技術，並在絕大多數的領域中發光發熱，帶來更方便、即時、有效率的優勢，且其可大量蒐集數據的特性使其成為雲端運算、邊緣計算以及人工智能等技術最佳幫手。

國立臺北護理健康大學從 1954 年作為我國第一所護理技術職業教育高等學府成立以來，一直扮演護理健康技職教育先驅者及示範者之角色，設有護理、健康科技、人類發展與健康三個學院，積極栽培各方面的人才，其中資訊管理系以培養資訊及醫療資訊專業人才為目標，而論評一直是我校物聯網專業領域推動的重要角色，且對健康照護與醫療專業等著墨甚深，在研究與實作上成果極為豐碩。為培育全國更多的健康照護專業人才，同時了解資訊產業對未來長照等領域的幫助，論評為此出這本書來深耕更多新興學子，相信藉由論評在物聯網領域的專精，及對健康照護領域的熟知，必能將相關知識及實際應用進行深入淺出且有條不紊地說明，使本書不僅內容豐富，涵蓋的問題面也相當廣泛。論評一直以來也是我的研究上的同好，是摯友，也是工作上的夥伴，知道他要出書，我非常的感動。我常因工作關係給予同仁一些鼓勵的話，用論評的座右銘：「完成簡單的事就是不簡單，成就平凡的任務就是不平凡。」鼓勵紮實努力的人，也預祝他出書順利成功。

推薦序

賴勁麟

神腦國際董事長

隨著高齡海嘯的來臨，全球醫療保健支出將快速成長，足見醫療照護的重要性與成長趨勢，醫療、護理及老人養護將成為重點發展產業，而資通訊技術會是使其成長茁壯的重要工具，帶來更為方便且安全的服務模式，提供民眾最適、可親近以及連續性之服務，也減輕醫療服務人員的負擔。

論評兄學養豐碩，素聞其帶領的健康照護物聯網實驗室，在培育人才及各項學術指標皆有非常好的成就，成為健康照護物聯網領域的領頭羊，經由論評兄對健康醫療領域的了解，與對物聯網技術的著墨，定能充分將物聯網應用到健康醫療之中。他揮汗完成這本書來嘉惠學子，並請我寫序，我自然是義不容辭，在此特別向大家鄭重推薦本書，相信透過論評兄對健康照護物聯網的獨特見解及想法，各位學子必能從本書中學習到醫療健康領域及物聯網領域的專業知識，也能從中得到啟發，創造出更多新穎的發明及應用，一同成為健康照護物聯網的未來推手。

推薦序

劉建良

臺北市立聯合醫院神經內科 / 失智症中心主任

　　物聯網在現今的社會中，早已落實到日常生活，對於醫療、長照領域而言更是隨技術日新月異，為醫療體系、精準醫療鋪墊上一層雄厚的發展基礎。不論是健康、亞健康、失能或失智的老年人等，都能透過物聯網技術來強化醫療照顧，提升輔具的功能性，偵測身體各種狀態，透過正向回饋機制，培養健康行為，維持身體健康。

　　為了培育出更多健康照護與資通訊技術相結合的跨域人才，論評老師積極向下扎根，使有興趣的年輕學子們能在未來人生的道路上產生深遠影響。論評老師是位優良教師，在長照領域長期耕耘並努力推廣健康照護物聯網概念，特別關注失能、失智者，實屬難能可貴。我與論評老師相識多年，今天適逢出書時機，於此共襄盛舉，推薦分享此好書。本書由基礎物聯網概念出發，帶領讀者從基礎概念認識物聯網，並逐步透過潛移默化的方式，與健康照護服務結合，相信讀者能藉由此書對健康與物聯網有更清楚的理解。

二版序

　　很高興有機會再次為您介紹我們的新書《快速上手智慧健康照護》第二版。在此有兩個感謝：

　　首先，要向所有前版讀者表達最誠摯的謝意和感激之情，在第一版出版後，受到了您們的熱烈反響和廣泛關注，這讓個人深刻體會到健康照護是一個熱絡的議題，正是您們的支持和反饋，使得我們能夠在這個新的版本中進一步提高本書的內容和價值。再者，我也要感謝所有對於本書投入心力的工作夥伴朋友，是你們的專業知識和經驗，共同成就了這個優秀的作品。

　　照護健康一直是一個熱絡的話題，尤其是在當今智慧科技蓬勃發展的時代，這本書的初版就是基於此，旨在幫助讀者快速掌握智慧健康照護的基本知識和技能。在新版中將基於第一版的基礎上進行了全面的更新和擴充，包括更多的案例、更多的技術和更加全面的應用，可以幫助讀者更好地理解這些技術和應用的特點和優點。

　　《快速上手智慧健康照護》是一本很實用的書籍，對於想了解智慧醫療和健康科技的人士來說是一本不可多得的入門指南。通過閱讀本書，讀者可以更好地理解智慧健康照護的現狀和未來發展趨勢，並選擇最適合自己的智慧健康照護產品和服務。同時，我們也希望年輕學子能夠把握智慧科技發展的契機，勇於嘗試和發揮自己的才華，為健康照護注入新的力量。

自序

洪論評

國立臺北護理健康大學資訊管理系教授

　　臺灣於 1993 年成為高齡化社會，2018 年轉為高齡社會，只花了短短 25 年老年人口就增長了 7%，2025 年高齡人口更將達到 20%，可見人口結構失衡的問題將日益嚴重，照護需求隨之高漲。長期以來醫藥衛生、長期照護、高齡照護、健康管理等相關體系對於人類的健康扮演著至關重要的角色。教育部以國立臺北護理健康大學為首，針對全國 23 所高級中等學校照顧服務科課綱訂定，以銜接全國超過 40 個長照相關科系所及學程。藉由課程內容接觸新知，賦予照顧服務人力專業定位，強化職涯規劃，讓更多人來參與高齡照護的工作，希望積極培育專業人才打造出更專業的醫護服務。

　　然而，高齡化與少子化儼然已成為時代趨勢，照顧的需求往往大於人才的供給，服務量能不足將形成嚴重的社會問題，慶幸的是智慧健康照護的觀念已普遍為國人所接受，資訊時代的來臨，讓更多相關領域的人才得以藉由這樣一個工具與平臺，樂於從事這方面的事業與志業，共同打造一個美好的健康生活環境。

　　這二十幾年來，個人很幸運的有機會地在資訊科技領域任教、學習與發展，並從中認識醫療、護理、健康照護界等專業領域的先進與同好，我們都一致希望有更多人能投入關懷健康的領域，一起來提升醫療照護的品質，深知「向下扎根，向上結果」的道理，因此有了讓本書付梓的想法。

　　《快速上手智慧健康照護》這本書將分別針對健康輔助、長期照護到醫療照顧作詳細的介紹，並依序分析資通訊技術在健管、長照、醫管三大領域中的應用及發展趨勢，藉此分享專業人才必備的知識，同時透過實際

案例以深入淺出的方式，帶領學習者進入智慧健康照護的神聖殿堂。

　　感謝所有對於本書投入心力的工作夥伴朋友。在此並鼓勵年輕學子，掌握智慧科技發展的契機，勇於嘗試發揮自己，爲健康照護注入新的力量。

誌謝

　　首先要感謝育達科技大學張毓騰教授與新生醫護管理專校林家妃老師，借重兩位老師的專業知識，使得本書內容更加充實，讓更多學子得以受惠。

　　其次，特別感謝芷瑀對於本書無數次會議的悉心安排，包括：主題內容修訂、文章的彙整以及所有小編成員的工作分配，都能處理得井然有序，使本書得以圖文並茂，生動有力。另外小組成員，士杰、蕡珮、宗翰亦能充分合作共同完成任務，為每個環節層層把關，確保品質。

　　此外，中華民國電腦技能基金會全力襄助為本書創辦企業電子化人才能力鑑定，以及開發網路學習平臺，讓年輕學子們能了解自我學習狀況，邁向訓用合一的目標。感謝基金會的重視與支持，強化本書在市場上的價值與高度。

　　感謝國立臺北護理健康大學謝校長對本書的勉勵與支持，同時要特別感謝五南圖書出版全體同仁，對本書的相惜之情，有條不紊地為所有文字、圖像進行編排與校對，使得本書得以順利出版。

目錄 CONTENTS

3
Chapter
長期照顧服務與物聯網應用 / 093

目錄 CONTENTS

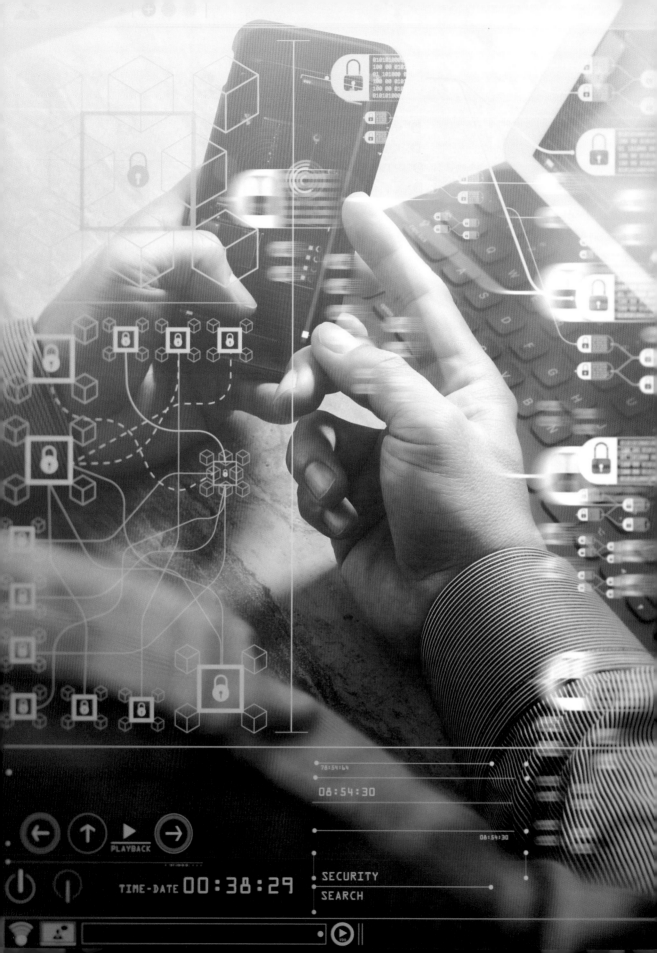

1 智慧健康照護概論

透過本章，你將會學習到以下重點：
1. 認識物聯網的定義與發展。
2. 了解物聯網與健康照護的連結。
3. 認識物聯網在健康照護的應用。

1.1 物聯網入門與生活應用

資訊發展幾乎每隔十年就會產生一次大躍進（如圖 1-1），網路的發展從 80 年代電腦網路（The Internet as a network of COMPUTERS）開始，那時候的電腦是單機版的，網頁屬於 1.0 版，所謂 1.0 指的就是發布端單向的發布訊息給使用者，使用者無法進行回饋。到了 90 年代文件互聯網路（The Internet as a network of DOCUMENTS），各種文件、圖像、影像可透過網際網路（Internet）相互傳遞。2000 年社群服務網路（The Internet as a network of PEOPLE and SERVICES）這個年代是 Web2.0 時代，使用者能和發布端雙向溝通，也就是使用者可以回饋至網路上。然而，隨著 2.0 時代來臨愈來愈多的社群軟體（Facebook、Twitter、Line……）如雨後春筍般地出現，也建立起社會性網路的互聯網應用服務。2005 年國際電信聯盟（International Telecommunication Union, ITU）發布的〈ITU 互聯網報告 2005：物聯網〉正式提出物聯網的概念，意謂著無所不在（Ubiquitous）的物聯網（The Internet as a network of THINGS, IOT）時代即將來臨。在臺灣也興起一股物聯網的熱潮，臺積電董事長張忠謀於 2014 年在臺灣半導體產業協會年會中提出下一個 big thing 為物聯網，將是未來五到十

> Web2.0：Web2.0 一詞是由最早是在 2011 年 Web 2.0 高峰開幕式所提出的。Web 2.0 並不是純粹指技術上的改變，而是指網路應用領域的轉型，其強調使用者透過參與的互動，而提升網站的價值。（國家教育研究院）

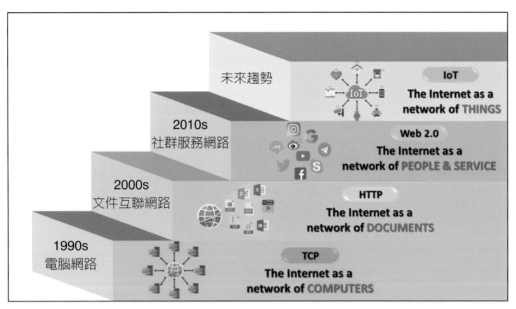

🛜 圖 1-1　網路應用的發展趨勢（資料來源：III-SNSI 2013）

年內，成長最快速的產業。

　　在這個資訊網路的發達時代中，人們的生活已經離不開網路，從工業生產線所使用的機器到我們生活周遭任何東西，網路所帶來的方便性連物品也開始連接上網路。藉由網路替人類帶來更快速方便即時的效益，包含即時監控、庫存管理、遠端遙控等。隨著愈來愈多的物品藉由網際網路互相連結，便開始形成了所謂的「物聯網」，那麼究竟何謂物聯網呢？

　　根據 2009 年 Kevin Ashton 提出的定義，物聯網（Internet of Things, IoT）即為物與物相連的網際網路，是將感測器裝置在真實物體上，透過網際網路互相連接，並藉由特定的程序來達到遠程控制 [1]。人、物、動物皆可透

過配置感測器並經由網際網路來互相連接與溝通，不像過往需透過人工操作機器並給予指令，進而執行相對應的工作，而是讓機器能夠直接相互溝通，完成人們希望的一連串連續性工作，以減去人工介入所需花費的時間、精力及成本。根據學者 Pallavi Sethi 和 Smruti R. Sarangi 提出的物聯網架構可以分為感知層、網路層以及應用層 [2]，透過層與層之間相互溝通，形成我們所認識的物聯網，架構圖如圖 1-2 所示。

然而，我們常聽見的互聯網與物聯網有何不同呢？互聯網（internet）是一個全球連接網路系統，使用了 TCP/IP 來傳送各種類型的資料，互聯網是全球交換網路，包括：私人網路、公用網路、學術和政府網絡。

• 感知層

感知層是物聯網發展的基礎，包含多種感測器，負責感知及辨識事物，包括無線射頻技術（Radio Frequency Identification, RFID）、嵌入式技術（Embedded Technology）、感應技術（Induction Technology）等，皆是將不同類型的感測器裝置在物品上，使物品能透過其感測器的功能進行感知、辨識及通訊等行為，便藉由感測器彼此相互溝通將資訊結合後透過網路層進行傳輸使用，其感測器包含感測環境訊息、生理訊息、地理訊息等三大類，詳細如圖

嵌入式系統（Embedded System）：嵌入式系統是一種基於微處理器的系統，可用於控制一個功能或一系列功能，並且不像電腦一樣由終端用戶進行程式設計。

（Heath Steve）

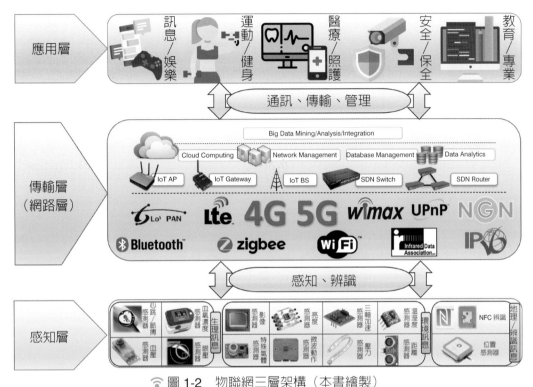

應用層

訊息/娛樂　運動/健身　醫療/照護　安全/保全　教育/專業

通訊、傳輸、管理

傳輸層
（網路層）

Big Data Mining/Analysis/Integration

Cloud Computing　Network Management　Database Management　Data Analytics

IoT AP　IoT Gateway　IoT BS　SDN Switch　SDN Router

6LoWPAN　Lte　4G　5G　WiMAX　UPnP　NGN

Bluetooth　zigbee　WiFi　Infrared Data Association　IPv6

感知、辨識

感知層

生理訊息　心跳/脈搏感測器　血氧濃度感測器　影像感測器　亮度感測器　三軸加速感測器　溫溼度感測器　NFC辨識　地理/辨識訊息

血壓感測器　眼壓感測器　特殊氣體感測器　微波動作感測器　壓力感測器　距離感測器　位置感測器　環境訊息

📶 圖 1-2　物聯網三層架構（本書繪製）

1-3、1-4、1-5 所示。

• 傳輸層（網路層）

　　傳輸層就像是人體結構中的神經，負責將身體感知所蒐集到的資訊傳送至其他器官。在物聯網中的傳輸層就是藉由第四代行動通訊技術（The fourth generation of mobile phone mobile communication technology standards, 4G）、藍牙（Bluetooth）、WiFi、zigbee 等技術接收感知層所得之資料，並由無線存取點（AP）、閘道器（Gateway）、交換器（Switch）、路由器（Router）等傳至管理層的雲端伺服器進行大數據雲端運算（Cloud Computing）。

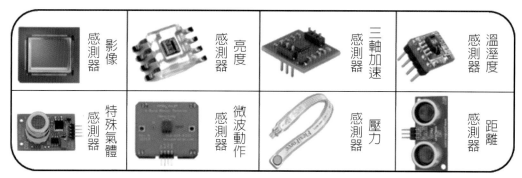

感　影
測　像
器

感　亮
測　度
器

三
軸
加
感　速
測
器

感　溫
測　溼
器　度

特
殊
感　氣
測　體
器

微
波
感　動
測　作
器

感　壓
測　力
器

感　距
測　離
器

🛜 圖 1-3　環境訊息感測器

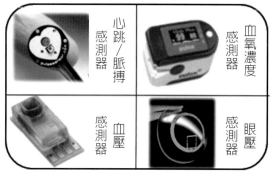

心
跳
感　／
測　脈
器　搏

血
氧
感　濃
測　度
器

感　血
測　壓
器

感　眼
測　壓
器

🛜 圖 1-4　生理訊息感測器

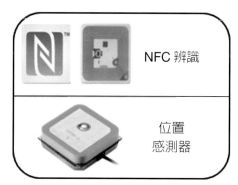

NFC 辨識

位置
感測器

🛜 圖 1-5　地理訊息感測器

雲端運算一詞早在 1997 年 Ramnath Chellappa
教授在《Intermediaries in Cloud-Computing: A
New Computing Paradigm》一書中提及，根據
美國國家標準暨技術研究院（National Institute
of Standards and Technology, NIST）定義雲
端計算是一個模型，可以方便地按照需求存
取可配置計算資源（如：網路、伺服器、資
料庫、應用程式、服務）的共享空間，這些
資源可以透過最少的管理工作或減少與服務
提供者之間的互動，來快速調配和發布 [3]。

雲端運算服務可細分爲基礎設施即服務（Infrastructure as a service, Iaas）、平臺即服務（Platform as a service, Paas）、軟體即服務（Software as a service, Saas）[4]，以下將個別介紹：

1.基礎設施即服務（Infrastructure as a service, Iaas）

提供使用者儲存、運行處理、網路及基礎運算等功能，讓使用者可以操控作業系統、使用儲存空間及應用程式。像是 Amazon 的 Web services 即屬於 Iaas 服務（如圖 1-6 右下方）。

2.平臺即服務（Platform as a service, Paas）

提供運算平臺讓使用者可以建置應用程式，包括作業系統、程式語言其環境、資料庫、網頁伺服器等，可將雲端基礎設施部署與建立至用戶端，也提供使用者程式語言的使用服務。目前有提供 Paas 的廠商並不多，如Force.com 和 Google 的 Google App Engine（如圖 1-6 左下方）。

3.軟體即服務（Software as a service, Saas）

提供使用者各式軟體服務，如蒐集各式資料進行大數據運算、分析及處理等能力，無須管理相關的基礎設施和平臺，並可依據自身需求租賃相關軟體。例如 Google 所提供的 Google Calendar 與 Google 的線上文件編輯等服務皆屬於 Saas 的範圍（如圖 1-6 上方）。

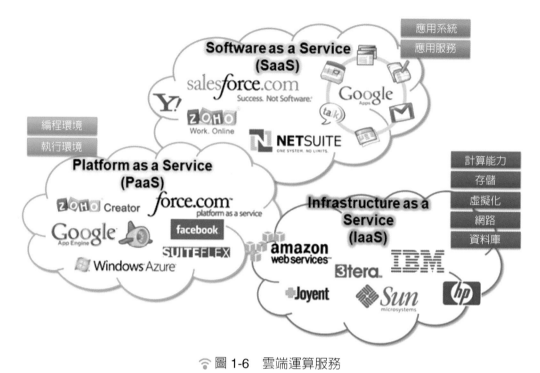

雲 圖 1-6　雲端運算服務

（圖片來源：https://dotblogs.com.tw/jimmyyu/2009/12/03/12275）

• 應用層

　　提供各式各樣物聯網服務功能（如圖
1-7），從個人的食、衣、住、行、育、樂到居
家再到工業、農業、醫療，以及環境監控、交
通管理、資源管理等，所有能想到的項目或是
還沒想到的應用，都能與物聯網產生關係。運
用在健康照護領域常見的像是即時監測運動生
理狀態、遠端即時監控等，依照不同使用需求
及目的提供相對應的功能與服務。

• 現今的資訊生活與物聯網世界

　　物聯網設備相連接的概念是由美國麻省理
工學院 Auto-ID 中心主任 Kevin Ashton 提出，

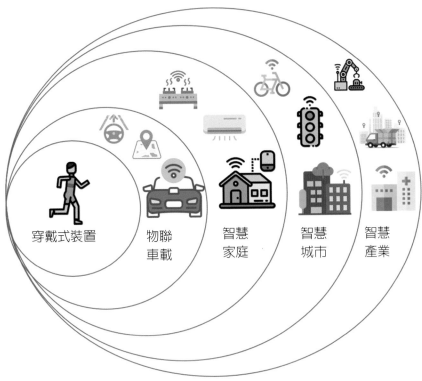

圖 1-7　物聯網應用網絡

Kevin Ashton 第一次用到這個詞是在 1999 年的一場商業演講上，他提到：「網際網路幾乎是人們獲取訊息的管道。但是人們會受時間、注意力問題、準確度等限制，意指我們無法完整獲取到現實世界中事物的數據。」在物聯網時代，手機、冰箱、桌子、咖啡機、體重計等物體變得「有意識」且善解人意，因為物聯網不需要人類干涉，物與物之間能夠溝通（如圖 1-8a），以智慧冰箱為例，當牛奶快喝完時，冰箱會自動發出購買訊息；咖啡機在鮮少被使用時會通知主人「你這一個月只使用我一次」；更厲害一點的，烤麵包機還會和冰箱等

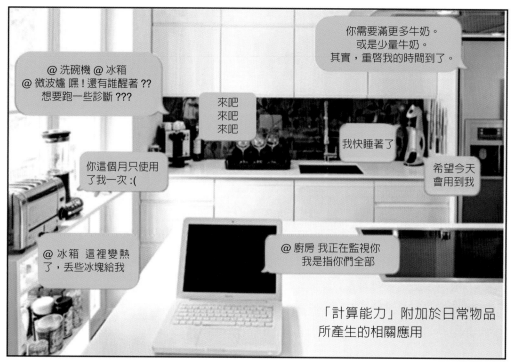

（圖 1-8a　現今的資訊生活與物聯網世界

（圖片來源：https://kknews.cc/tech/4y33zg.html）

資料庫串聯，告訴冰箱：「我這裡愈來愈熱了，給我一點冰塊」，利用遠端控制的優勢，使得生活中許多的資料有機會整合至資訊系統，進而提高效率，為人類生活更帶來許多方便。

物聯網是物物相連的概念，大幅方便了人的行為，但是並沒有改變人類溝通模式，而且物聯網的溝通方式與人類溝通模式是相同的。人類的溝通模式如圖 1-8b 左側，一個完整的溝通過程包含 4 個動作與 5 個元件，其中 4 個動作為傳送、接收、編碼（encoding）、解碼

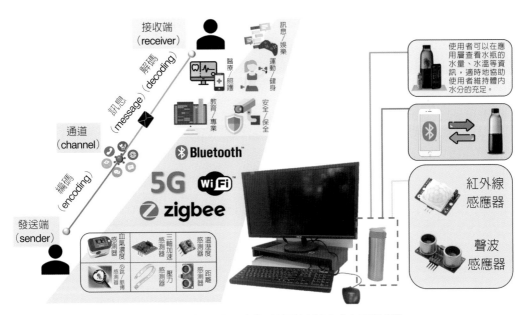

🛜 圖 1-8b　人類溝通與物聯網傳輸圖（本書繪製）

（decoding），5 個元件包含發送端、訊息、媒介、噪音、接收端，這些動作和元件結合在一起意謂著從發送端傳輸到接收端的過程。發送端的訊息經由編碼後進行傳遞，這些訊息就是溝通的內容，並藉由媒介（medium）傳送到目的地，媒介像是文字、影像、筆記、傳真、電子郵件等。接受端負責監聽訊息，閱讀訊息，顯示傳真或電腦上，並且針對訊息進行解碼，解譯訊息；同樣地，物聯網的溝通如圖 1-8b 右側，感測器把要傳遞的訊息經由不同通道（channel）或是多種傳輸方式，由物開始到物結束。舉一個例子來說，藍牙水瓶到手機的溝通，實體層是藍牙水瓶，感知層是紅外線感應器、聲波感測器等，傳輸層是藍牙通訊協定傳

輸至接收端手機，使用者可以在應用層查看水瓶的水量、水溫等資訊，適時地協助使用者維持體內水分的充足。

1.2　健康照護物聯網概論

「保命、保健康、保生活品質」是人們追逐的，隨著科技的進步與發展，透過各種不同的生理訊號紀錄與追蹤等多項資通訊技術（Information and Communications Technology, ICT），輔助使用者進行運動健身、健康促進、疾病早期偵測、病況維持或治療，讓人類能更容易達成目標。然而，健康照護物聯網技術便是人類長壽最好的基石。對於健康照護物聯網的定義有許學者以及廠商都在討論，其中，跨國際的管理諮詢公司 Accenture 定義健康照護物聯網（Internet of Health Things, IoHT）是整合通過物體了解物理和數位世界與醫療照護行業的網路連接，並將原始數據轉換成簡易、可操作的資訊跟其他的物件、機器或人。IoHT 可以被利用來改善人民的健康、照護的品質、用戶經驗和營運效率 [5]；加拿大綜合醫院 Mackenzie Health 定義健康照護物聯網（Internet of Healthcare Things, IoHT）是一種醫療保健服務模式，利用數位通訊和醫療物聯網在傳統醫院環境之外提供優質醫療服務，為患者提供了與醫療服務提供者互動的媒介，

> 資通訊科技（Information and Communications Technology, ICT）：用於傳輸、儲存、建立、共享或交換訊息的各種技術工具和資源。這些技術工具和資源包括計算機、互聯網（網站、部落格和電子郵件）、直播技術（廣播、電視和網絡廣播）、錄製的廣播技術（音樂和影片播放器以及儲存設備）和電話（固定或移動、衛星、視頻會議等）。
> 　　（UNESCO Institute for Statistics）

將醫院、社區和家庭中的醫療相互聯繫，以最大限度提高靈活性和自主性，並提高醫療質量及效率，降低醫療成本 [6]；筆者也有同樣的見解：健康照護物聯網（Healthcare Internet of Things, HIoT）是以物聯網為基礎所建構的一種新型態健康照護領域相關應用技術，利用傳感器、資通訊設備、資料傳輸以及專業醫療知識所形成的新型網絡，有效滿足使用者與供應者在健康照護領域方面的需求。

• 從 Isolated 到 Connected 再到 Interoperable

健康是人生發展最重要的基礎，足見健康照護的重要性，然而，臺灣在面臨人口高齡化、少子女化及疾病型態轉變的壓力下，相較於傳統的醫療服務的環境，未來我們要考量的是，需要服務的人愈來愈多，而能夠提供服務的人卻愈來愈少，在這種供需失衡以及人力資源不足的條件下，資訊技術的導入，帶來了新的發展契機，物聯網時代的來臨，讓我們對隨身健康照護觀念的落實更抱持著一份樂觀的態度，透過感測器和互聯技術的進展，我們可以賦予物體智能，從過去的設備與數據分離的時代，各項物品皆是獨立運作，接著到設備與數據連接在一起，甚至到物體與物體可以直接溝通（如圖 1-9），藉由物聯網的發展亦能提供醫療資源並發展預防性照顧能力，而自動化與即時傳輸的特性，可以解決資源不足的問題，進

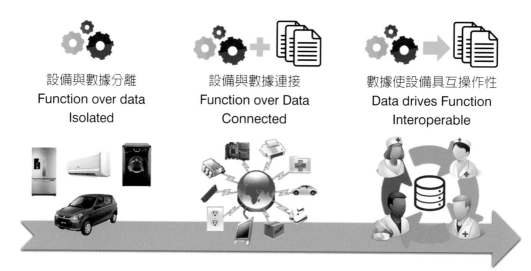

設備與數據分離
Function over data
Isolated

設備與數據連接
Function over Data
Connected

數據使設備具互操作性
Data drives Function
Interoperable

🛜 圖 1-9　感知世界的前世今生（本書繪製）

而提升服務效率，確保醫療品質，同時發展一個有利於人群的嶄新健康照護環境。

　　然而，健康照護物聯網革命已在進行中，藉由新的應用不斷湧現，滿足對高齡者或失能者的迫切需求。數位科技扮演了很重要的角色，根據國際性會計審計專業服務網路 Deloitte 提出的未來院內醫療應用聚焦於「提升患者體驗」、「智慧建築」、「智慧資產管理」、「數位工作場域」四大方向 [7]。透過數位科技，將院內及院外的醫療解決方案進一步的整合，提升患者醫療成果、降低照護成本、擴大健康照護的場域，並保護患者數據的隱私與安全；在長期照顧方面，導入長期照護系統智能化需更友善的支持，除了需要能關懷機構住民的資訊，並能夠達到資料的整理與分析之

勤業眾信（Deloitte & Touche）係指 Deloitte Touche Tohmatsu Limited（DTTL）之會員。然而，Deloitte Touche Tohmatsu 為全球領先之審計、管理顧問、財務顧問、風險諮詢、稅務及其他相關服務的專業服務機構，同時亦是四大國際會計師事務所之一。（Deloitte）

外，更應該能夠幫助專業人員，利用資訊的可交換性，落實健康照護物聯網的精神，不僅可以省卻人事成本、看到多面向的資訊，甚至可以預測，將現在的 Artificial Intelligence 變成長照的 Artificial Intelligence of Things。

除了上述在醫院或是機構中的集中式服務外，為了因應高齡照護龐大的需求，照護模式從臨床到居家，帶動了行動式醫療的需求，行動式醫療具有任何時間（anytime）、地點（anywhere）及裝置（anything）三大優勢，有效降低醫療服務成本、擴大醫療服務範圍，大幅提升醫療品質及效率。與此同時我們也看見，建立物聯網自動化與機器對機器通訊的建構模組，增加了完成基礎設施的服務層，讓物聯網在健康照護領域有更高的實現可能性。健康照護體系就像是巨大的生態系統，包括個人化醫療、製藥產業、醫療保險、即時健康偵測系統（Real-Time Health Systems, RTHS）、醫療建設、機器人、生醫感測器、智慧床墊、智慧藥盒、任何遠距照護和各式各樣的醫療專業領域、活動、疾病治療等，物聯網應用很快地變得無窮無盡。從物聯網的消費觀點來看，目前物聯網在健康照護領域主要的應用是遠端監控，而且物聯網將會快速地遍布在健康照護領域和所有與健康相關的活動或過程中的各個層面。隨著全球各國進入高齡社會，人口結構高

人工智慧（Artificial Intelligence, AI）：是製造智慧機器的科學和工程，是代表研究生產具有人類大腦特質的機器，例如能夠理解語言，識別圖片，解決問題和學習的能力。（John McCarthy & Cambridge Dictionary）

人工智慧物聯網（Artificial Intelligence of Things, AIoT）：透過 AI 與 IoT 兩者整合的運用，可達到相輔相成的效果。藉由 IoT 使用感測器蒐集大量的資料，然後 AI 使這些數據產生出應用的附加價值，形成 AIoT 的架構，將會影響產業、交通、經濟、人類生活等不同面向。（IBM）

機器對機器（M2M）：是兩個或多個實體之間的通信，它們不一定需要任何直接的人工干預。M2M 服務旨在自動化決策和通信流程。（European Telecommunications Standards Institute, ETSI））

健康照護體系：健康照護組織或機構所擁有的資源及如何回應民眾的需求，健康照護體系的目的就是在追求全人的健康照護（comprehensive health care），包括不同階段的照護 (1) 健康促進、保護民眾不受疾病危險因子的入侵；(2) 疾病的早期診斷與治療；(3) 建構長期照護體系（如復健、安寧療護）。（世界衛生組織）

齡化帶來醫療需求與照顧負擔持續上升、高齡勞工充沛而生產力下降等問題，隨之而來的衝擊成爲各國政府目前的重點關注議題。

國立臺北護理健康大學資訊管理系健康照護物聯網實驗室所提出之智慧老人照護機構，由 18 個物聯網設備連結（如圖 1-10），達到「保命、保健康、保生活品質」的概念，旨在提供更完善且貼心的照護環境，讓物聯網的應用走進人們的生活，達到「監測無形，服務有形」的目標，透過資通訊技術爲照護服務帶來新的改變，使機構中的護理人員及照護員能在更加便利及智慧的環境下給與長者最符合需求的服務，也提供長者即時且尊嚴的照護。

在居家照護方面，導入科技化生活及貼心照護之概念，由 16 個物聯網設備連結（如圖 1-11），以物聯網科技打造更智能便利的生活環境，結合人性化科技創造智慧新生活。

1.3　人工智慧與健康照護

人工智慧早以環繞在我們的日常生活中，像是能夠對話的語音助理、陪你下棋的機器人、自動駕駛的車輛等，讓人類的生活變得更加便利。然而，在眾多的 AI 新技術中，特別受到重視與推廣的便是 AI 醫療保健，隨著臺灣已正式跨入「高齡社會」，隨之湧現的是健康照護大量需求，透過 AI 的協助能使診斷的時間縮

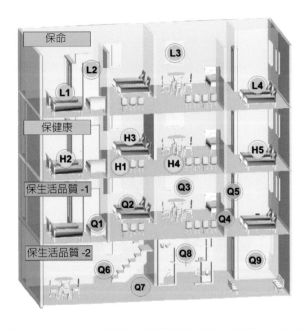

保命

L1 防火門
煙霧感測器
◆ 感測火災意外發生即時關閉
◆ 增加救命時間

L2 跌倒偵測
三軸加速感測器
◆ 跌倒即時偵測及通報
◆ 確保住民安全

L3 智能高窗
太陽能蓄電
◆ 避免火災發生市電斷給無法開關窗戶

L4 呼叫鈴
緊急呼叫鈴
◆ 危急狀況通報
◆ 即時通知主控中心提供協助

保健康

H1 行動復健箱
壓力感測器
◆ 協助物理治療師外出服務
◆ 租借取用

H2 離床通知
重量感測秤
◆ 長者是否離床並通報
◆ 記錄長者作息

H3 尿布偵測
溫溼度感測器
◆ 即時監測尿布使用情形
◆ 避免照護員反覆檢查

H4 智慧輪椅
GPS 定位、重量感測器
◆ 即時掌握長者室外位置
◆ 確保長者坐於輪椅上

H5 生命徵象
血壓量測模組
◆ 節省紙筆記錄的麻煩和時間
◆ 紀錄上傳至雲端資料庫

保生活品質 -1

Q1 智慧插座
智慧插座
◆ 設定開啟及關閉電源的時間
◆ 控制插座供電

Q2 空氣抽換
空氣抽換機
◆ 監測二氧化碳及 PM2.5
◆ 自動判斷開啟空氣抽換機

Q3 燈光控制
紅外線感測器
◆ 自動感測人員活動開起照明
◆ 中央控制燈光供給

Q4 中央控制電表
智慧多迴路電表
◆ 即時監測電表使用情形
◆ 量測電壓、電流、溫度等

Q5 水閥控制
水閥控制器
◆ 記錄水閥使用頻率及使用量
◆ 自訂水量設定值避免浪費

保生活品質 -2

Q6 出勤管控
人臉辨識
◆ 自動計算遲到早退與工時等
◆ 出缺席紀錄雲端自動生成

Q7 淹水監測
水位感測器
◆ 早期預警即時做出緊急應變
◆ 掌握淹水災情

Q8 預約訪視機器人
人臉辨識
◆ 訪客預先進行預約
◆ 自動人臉辨識確保身分

Q9 中央控臺
中央管理主控臺
◆ 管理員可設定自行策略
◆ 查看所有的事件與記錄

🛜 圖 1-10　智慧老人照護概念圖（本書繪製）

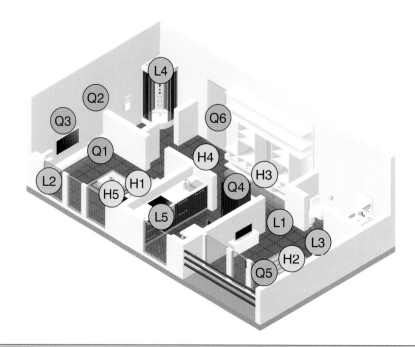

保命

L1 跌倒偵測
三軸加速感測器
◆ 跌倒即時偵測及通報
◆ 掌握居家使用者的安全

L2 智能高窗
太陽能蓄電
◆ 自動開關窗戶
◆ 太陽能蓄電避免市電斷給

L3 緊急告警
緊急呼叫系統
◆ 危急狀況通報即時通知家屬或救護單位提供協助

L4 智慧熱水器
一氧化碳感測器
◆ 一氧化碳濃度過高自動告警
◆ 自動調節水溫

L5 瓦斯控制
瓦斯感測器
◆ 監測瓦斯是否外洩並即時告警通報

保健康

H1 居家復健
G-Sensor
◆ 可於居家環境中復健
◆ 將復健狀況上傳給復建師

H2 智慧問安
重量感測秤
◆ 使用者是否起床並通報家屬
◆ 記錄長者作息

H3 智慧藥盒
重量感測器
◆ 避免使用者重複吃藥、吃錯藥及忘記吃藥

H4 智慧輪椅
GPS 定位、重量感測器
◆ 即時掌握長者室外位置
◆ 確保長者坐於輪椅上

H5 生命徵象
血壓量測模組
◆ 紀錄即時上傳至雲端資料庫
◆ 提醒使用者進行量測

保生活品質

Q1 居家機器人
服務型機器人
◆ 隨時注意使用者的健康狀況和環境
◆ 幫助使用者和親友聯繫

Q2 冷氣控制
溫溼度感測器
◆ 監測室內溫溼度情形
◆ 通知使用者是否需開啟空調

Q3 智慧燈
紅外線感測器
◆ 自動感測使用者活動區域開起照明

Q4 智慧冰箱
物品辨識
監控與辨識冰箱內儲存的食品與雜貨

Q5 智慧床墊
智慧床墊感應模組
◆ 監測使用者睡眠品質
◆ 自動地緩慢抬升調整頭與頸部的傾斜角度

Q6 可視門鈴
影像感測器
◆ 通過手機查看即時監控畫面
◆ 紅外夜視功能

🛜 圖 1-11　智慧居家概念圖（本書繪製）

短、判讀的準確度提升、呈現數據資料的速度加快，有效地幫助臨床醫療與照顧。

1.3.1　人工智慧應用於醫學診斷

• CT 影像深度學習與辨識

在傳統診療模式當中，醫學影像檢查報告要等 5～7 天，報告出來後的人工判讀需 20～30 分鐘，從檢查到治療大約需要數週，但若是人工智慧輔助診療，在檢查後就能立即判讀，大幅縮短了診斷的流程，爭取了更多的救援時間。

美國公司所開發的 Aidoc 為一款使放射科醫師在患者頭部進行電腦斷層掃描（CT Scan）時，能夠識別出急性顱內出血的應用程式。CT 是一種 X 光攝影技術，利用一種特殊的 X 光束，環繞照射病人的身體部位，再經過電腦內的處理，形成某個器官、骨頭、組織的橫截面圖片，將這些平面的圖片合在一起，就可形成出立體的圖像 [8]。而急性的顱內出血常常伴隨著車禍、外傷、高血壓、血管病變，甚至腦部腫瘤，都可能導致顱內出血，一般的急性顱內出血分為四種，分別是硬腦膜上出血、硬腦膜下出血、蜘蛛網膜下出血、腦出血 [9]。Aidoc 為首款利用深度學習技術來協助放射科醫師根據患者的嚴重程度進而安排緊急施救順序，在 CT 掃描後立刻檢測出圖像並告知醫師該位病人

> 深度學習（Deep Learning）：深度學習是機器學習的分支，它涉及分層演算法，其目的是更深入的了解資料，演算法不再侷限於建立一組可解釋的關係做為更基礎的迴歸；反之，深度學習更加依賴非線性演算法的分層結構，以建立一系列因子互動的分散式表示，透過提供深度學習大量的訓練資料後，就能開始識別這些元素之間的關係，這些可能是圖形、色彩、字詞等等之間的關係。
>
> （Amazon）

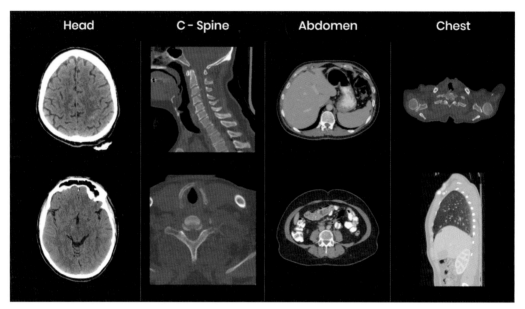

| Head | C - Spine | Abdomen | Chest |

🛜 圖 1-12　顱內出血之 CT 掃描圖像

（圖片來源：https://www.aidoc.com/）

潛在的危險狀況，針對一些出血時可能危及生命的徵狀給予警告通知，讓醫師可以把握黃金救援時間進行緊急優先的處理。如圖 1-12 最左側，此圖爲腦內出血的 CT 掃描圖，而橘色箭頭所標示的白色區塊爲出血時所涵蓋的範圍，Aidoc 縮短了分析掃描圖像的時間，做爲醫師決策輔助時的工具。

• 人工智慧癌症檢測系統

　　過去的圖像辨識系統往往都是蒐集大量的資料提供給電腦進行判讀，圖像的準確度亦有很大的進步空間。醫學技術企業 iCAD 開發了一套 ProFound AI 的精準人工智慧癌症檢測系統，透過分析乳腺切除影像、3D 乳房 X 片

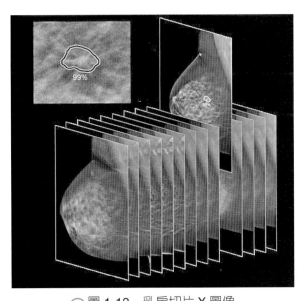

📶 圖 1-13　乳房切片 X 圖像

（圖片來源：https://www.icadmed.com/profoundai.html）

來診斷是否有惡性腫瘤，如圖 1-13，白色區塊 99% 為系統判斷出惡性腫瘤的機率，此套系統使用基於深度學習的技術來提高圖像的檢測率，增加了辨識的精準度與可靠性，減少了誤診、漏診以及提高眞實性。所謂的眞實性指的是，在篩檢或診斷的過程中得到的數值與實際的情況符合的程度。而診斷試驗眞實性的指標包括：真陽性率（True Positive, TP）、真陰性率（True Negative, TN）、假陽性率（False Positive, FP）與假陰性率（False Negative, FN）。舉例而言，若已知沒有生病卻被診斷出有病的機率，因此造成了誤診的情況即爲 FP；反之，若本身有生病，醫師卻診斷出沒病而造成了漏診的機率，則稱爲 FN。若在有生病的

情況下，醫師診斷出患病的機率，稱爲 TP；反之，沒生病時被診斷出沒生病的情況，稱之爲 TN[10]。

• 心臟科 AI 決策分析

EchoMD AutoEF 的人工智慧平臺使用了超過 4 百萬張的超聲波心電圖訓練，通過檢查病患的心電圖片段，擷取出適當的部分計算出射血分數（Ejection Fractions, EF），提供心臟病醫師所需要的判斷資料，也縮短了醫師決策分析的時間。射血分數是指每次輸出血量占心室舒張末期容積量的百分比。射血分數與心肌的收縮能力有關，心肌收縮能力愈強，則每次輸出量就愈多，射血分數也就愈大 [11]。Minneapolis 心臟研究所透過研究發現該項技術在分析左心房的 EF 時，比起較多數專業醫師們來的更加優異，且在病人的檢測過程中，能即時的傳遞心電圖的射血分數，評斷心臟收縮時的射出血量比率，如圖 1-14 所示，專業醫師一邊判斷患者的心室心電圖，此平臺則即時的傳送訓練出的圖像，提早的檢測出收縮功能不良的病患，做爲幫助醫師判讀的人工智慧平臺，大幅降低了病患的疾病風險。

1.3.2 人工智慧與大健康

• 美國智慧語音文書處理軟體

在醫院中醫師每天都需要服務眾多的病

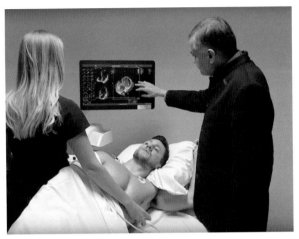

🛜 圖 1-14　心室射血分數之心電圖

（圖片來源：https://www.dicardiology.com/content/echomd-autoef-software-improves-variability-ejection-fraction-estimation）

患，除了進行診斷還需要填寫電子健康記錄（Electronic Health Record, EHR），大多需要透過人工方式進行電腦輸入，但對於繁忙的醫師來說，人工填寫就成為工作上的負擔，為了改變傳統的困境，美國智慧文書處理軟體業者 Notable Health 製作一套系統並搭配 Apple Watch，使醫師僅需要與病患問診，系統就能夠自動記錄下所有的對話內容，並運用語音辨識（Speech Recognition）、人工智慧（Artificial Intelligence, AI）、機器學習（Machine learning, ML）、自然語言處理（Natural Language Processing, NLP）等技術，對內容進行分析，將與醫令相關的資訊自動填入該名病患的電子病歷（詳細介紹如表 1-1）中，最後醫師僅需進行內容確認，並給予簽核，即可完

語音辨識（Speech Recognition）：語音辨識是一種機器或是程式定義文字和片語的能力，並將其轉換為機器可理解的格式。（TechTarget）

機器學習（Machine learning, ML）：是多種貝葉斯派定理的通稱，用於模式辨識和學習。機器學習的核心是演算法的集合，可根據記錄的資料學習和進行預測，優化不確定情況下的特定公用程式函數，從資料擷取隱藏的結構，以及將資料分類成精確的描述。（Amazon）

📶 表 1-1　電子病歷推動與發展（資料來源：Waegemann, Haslina Mohd）

	病歷資料電腦化（Computerized Medical Records, CMR）	電子病歷（Electronic Medical Records, EMR）	電子病患資料（Electronic Patient Records, EPR）	電子健康資訊（Electronic Health Record, EHR）
定義	將紙本病歷轉以掃描形式變成數位化的影像	將病歷資料改變成可相容於各個系統當中的電子資料格式	以病人為中心的病歷記錄，主要的目的為推動病患的電子病歷能互通於各個醫療單位	除了病患於醫療院所的病歷資料外，病患可記錄個人所有健康資訊如病史、用藥、疫苗接種、過敏等資訊
優點	• 訊息共享 • 易儲存 • 資料保存完整性高	機構內部能夠取得病患於各門診的病歷資料	病患能於不同醫療單位取得過去的病歷資料無須重新檢測	醫療人員能夠透過 EHR 做出更準確的決定
缺點	• 光學掃描成本高 • 識別與驗證的問題	只能用於機構內部	各醫療單位的病歷資料格式不同難以實行	各醫院的病歷資料格式不同難以實行

自然語言處理（Natural Language Processing, NLP）：自然語言是相對於人工語言的一種人類語言，也是最合乎人類交談行為的溝通方式；自然語言是依循著人類的自然進化而發展，成為人和人之間溝通的最基本工具，如中文、英文、日文等都是自然語言。然而，自然語言處理指的是一種電腦運算的能力，能理解人類的語言，屬於 AI 技術的一種。（國家教育研究院 &TechTarget）

成看診動作，大幅減少傳統填寫病歷的時間，亦能提升醫師的看診效率。

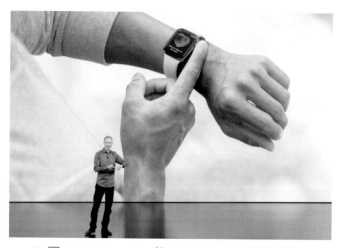

📶 圖 1-15　Notable 與 Apple Watch 互動示意圖
（圖片來源：https://cn.nytimes.com/technology/20180913/apple-event-live-iphone-watch-ios12/zh-hant/）

- Woebot 聊天機器人

　　聊天機器人是一項非常方便的發明，至今的應用也愈來愈廣泛，如商業、理財、新聞、遊戲等等，有些廠商會使用聊天機器人提供 24 小時不間斷的服務，來解決使用者的疑難雜症，或進行推播（Push Technology）優惠訊息的廣告，更有人用來進行心理治療，一位史丹佛臨床心理學家 Alison Darcy 製作出 AI 聊天機器人 Woebot，使用認知行為治療方法（Cognitive Behavioral Therapy, CBT）來改善使用者的負面思想，使用者可以設定每天進行對話的預設時間，系統則透過與使用者對話並蒐集對話內容以進行後續分析，判斷使用者當下的心理狀況進而做出適當的反饋，來引導使用者遠離負面的情緒。如圖 1-16，使用者在登入系統後，機器人會問一些與日常生活相關的問題，例如：「在這兩週內你是否感覺到失落、沮喪或是在做事情的時候無法享受在其中？」，使用者需要點擊下方的選項回答問題。

　　為了測試此系統的有效性，Darcy 學者實際找來 70 名患有憂鬱症或焦慮症的學生進行實驗，將他們隨機分成實驗組與對照組，一組和 Woebot 聊天，另一組觀看衛生所提供的憂鬱症衛教電子書，進行兩週的實驗，結果顯示與 Woebot 聊天的實驗組學生，憂鬱指數明顯下降，但沒有實際與心理治療師進行對照試驗，

推播技術（Push Technology）：為一種基於網際網路的訊息傳送方式，可將訊息由伺服器或指定發送端主動發送給接收端用戶，以達到推送特定訊息給用戶來開啟溝通或特定行為的目的。（Kenneth W. Umbach）

認知行為療法（Cognitive Behavioral Therapy, CBT）：是一種心理治療的方法，已被證明可以有效解決多種問題，包括憂鬱症、焦慮症、飲酒與吸毒問題、婚姻問題、飲食失調和嚴重的精神疾病等。（美國心理協會）

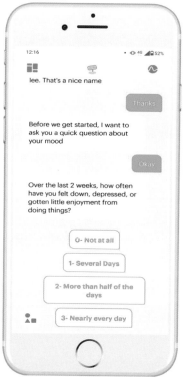

影片連結《*Meet Woebot!*》→

📶 圖 1-16　Woebot APP 畫面

（圖片來源：https://woebot.io/）

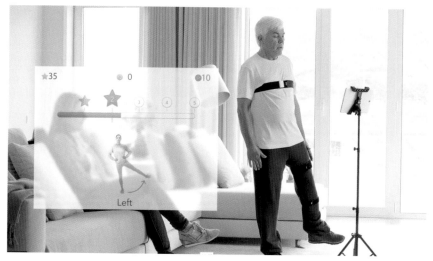

（圖片來源：https://swordhealth.com/）

所以無法確定是否能夠足以取代心理治療師，
但也提供了臨床上另一種治療方式。

• Sword Health 遠距物理治療

　　AI 除了在醫院辨識病灶也開始運用在遠
距醫療上，葡萄牙 Sword Health 公司，為了
解決傳統復健時需要重複往返物理治療所的
舟車勞頓，推出數據遠距物理治療（Physical
Therapy）服務，透過專家所研發的運動傳感
器（如圖 1-17），病患配戴於身上指定的部位
後，即能夠在家裡進行復健。傳感器能採集病
患身上的數據結合人工智慧進行分析並提供即
時回饋，並顯示在 APP 畫面（如圖 1-18）且將
運動數據與分析結果傳送至後端管理平臺（如
圖 1-19），經過物理治療師的專業判斷後，給
予病患反饋與指導，以確保病患達成正確的復
健動作，Sword Health 提出的服務機制，解決
了傳統物理治療師只能夠進行一對一服務的情

> 物理治療（Physical
> Therapy）：是物理治
> 療師為個人或群體提供
> 服務，讓患者維持或恢
> 復到最大的身體機能，
> 主要是提供因為年齡、
> 受傷、疼痛、疾病、失
> 能、環境等因素而影響
> 到身體機能的情況，給
> 予檢查、評估、診斷、
> 計畫、治療、複查等動
> 作。（世界物理治療協
> 會 WCPT）

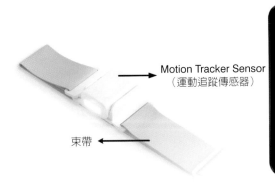

Motion Tracker Sensor
（運動追蹤傳感器）

束帶

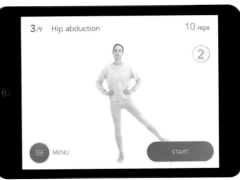

📶 圖 1-17　Sword Health 運動傳感器
（圖片來源：https://swordhealth.com/）

📶 圖 1-18　APP 畫面
（圖片來源：https://swordhealth.com/）

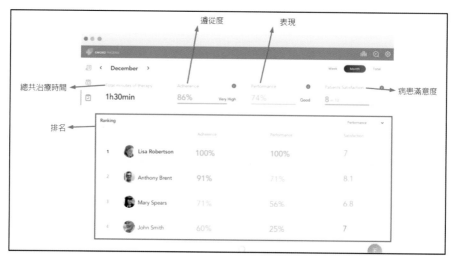

遵從度　表現

總共治療時間　　病患滿意度

排名

📶 圖 1-19　後端管理平臺

（圖片來源：https://swordhealth.com/）

影片連結《*SWORD is bringing physical therapy home*》→

況，並讓病患能夠在最舒適的家中進行有效與準確的復健。

- 女性月事管理 Flo Health

月經對於女性而言從青春期開始就是生活中很重要的一環，許多的婦科病症及生育能力都與月經週期是否正常相關，女性健康產業公司 Flo Health 推出一款擁有人工智慧的手機應用程式 Flo，藉由使用者輸入過去個人的健康紀錄，如經期狀況、體重、睡眠、飲水量、心情、病狀、性生活等 70 多種參數（如圖 1-20(a)），進行分析與預測推算出個人的月

經週期與排卵時間（如圖 1-20(b)），而預測結果也會隨著每天使用者所輸入的健康紀錄進行改變，並提供相關內容的專業文章、測驗、調查（如圖 1-20(c)）。針對懷孕方面 Flo 提供由專業醫師所撰寫的特殊影像與文章，讓父母能更加了解胎兒的基本知識（如圖 1-20(d)），或者一般的衛生教育內容，且附有一項貼心的功能，使用者能以匿名的方式與專家和其他使用者討論私密的話題，打造一個保護女性的平臺。

↑影片連結
《*Why Partner With Flo?*》

1.4　健康照護物聯網的商機與未來

　　物聯網技術為現今的醫療保健帶來了許多機會和挑戰，雖然物聯網仍然持續發展中，但是在許多產業中應用愈來愈多，許多預測指出，物聯網能改革健康照護領域以大幅降低成本和提升照護品質，在整個相關健康照護以及電子化醫療，尋求更綜合的辦法及效益達到健康照護物聯網（Internet of Healthcare Things, IoHT）或是醫療物聯網（Internet of Medical Things, IoMT），而且近幾年將會是轉變非常重要的時間，隨著人口老化的趨勢愈來愈明顯，這段期間將會有很多健康照護物聯網應用真正地平穩發展，所有利益相關者包含醫療院所、醫材廠商等正在一起努力，加上消費者對健康的意識與參與度也愈來愈高，遠端照護與

> 醫療物聯網（Internet of Medical Things, IoMT）：是指將醫療設備連接到無線通訊，使設備對設備進行無線通信，且設備能鏈接到雲端平臺，將數據進行儲存和分析。（IoTAgenda）

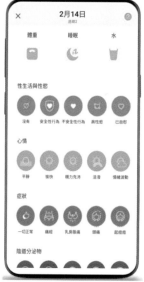

(a) 個人健康筆記

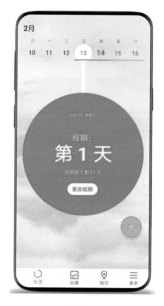

(b) 精準預測

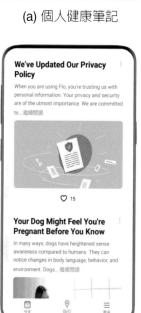

(c) 專業文章

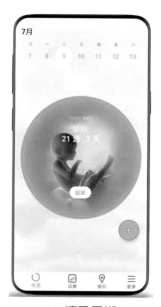

(d) 懷孕日期

圖 1-20 Flo APP 畫面

（圖片來源：https://flo.health/）

居家服務需求也隨之高漲，各種健康照護生態系統參與者提出了新穎的方法與合作關係，雖然在健康照護產業中支出減少是主要目標，但同時也要提供良好的照護品質，因此整合基於物聯網的數位照護是不可或缺的。

健康照護服務產業發展藍圖

　　因應整體人口結構快速趨向高齡化，整合照護服務需求增加，根據行政院衛生署於 2009 提出的《健康照護升值白金方案》指出，從健康者到亞健康者再到急性病患都應享有全面性的照護，服務內容依照失能程度能分為生活照護服務體系、長期照護服務體系與醫療服務體系（如圖 1-21），這些服務的發展關鍵在於，

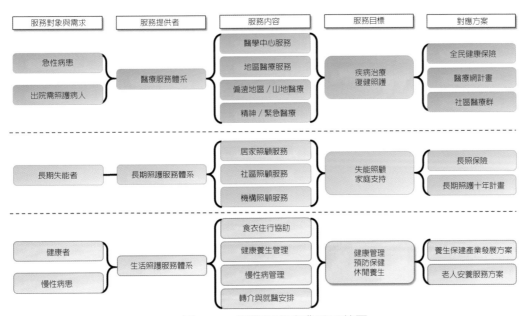

🛜 圖 1-21　醫療服務產業發展藍圖

（資料來源：http://www.japandesk.com.tw/pdffile/q1033.pdf）

聯網健康的整合性思維，透過前端感測裝置、雲端連結服務以及大數據技術，提供預測資料與預防效益。然而要讓設備間互相連接和傳輸數據，有兩個重要的原因，第一是先進的感測裝置和連接技術允許設備蒐集、記錄和分析以前不易取得的資料。在健康照護領域中可以隨時蒐集病患資料，如此一來可以幫助實現預防醫學、提供急性併發症的即時診斷和促進對治療處置或藥物使用的了解；第二，設備擁有自動蒐集資料的能力大大消除了人類的限制——不限時間、不論身在何處皆能即時取得所需的資料。而自動化減少了錯誤風險，較少的錯誤意謂著提高效率、降低成本以及提升品質，幾乎是囊括了任何產業，但在健康照護產業中更需要被正視，因為人為疏失就是生與死的區別。

隨著醫療服務提供的範圍擴大，由醫院照護模式發展至其他照護模式，形成具相當市場規模及產值的新興產業，各式醫療技術、儀器的創新，提升醫療照護的能力，因此如何促使醫療照護體系加速推動數位轉型，善用各種數位科技與網路通訊基礎，打造創新醫材、先進生理量測技術與移動式醫療網路等元素，實現智慧醫療願景，讓有限醫療資源得以發揮極大功效，已成為關鍵課題。2017 年美國 Aruba Networks 公司研究發現，如圖 1-22，物聯網在醫療健康照護有 73% 用來監測與維護，50% 用

來遠距操作與控制，物聯網連接確實是一項重要的目標爲了獲得更大效益，其中受訪者計畫中使用 WiFi 來連接物聯網設備的就占有 67%。如圖 1-22，有 64% 用在病患監控、56% 用在能源管理、33% 用在 X 光和圖像設備，最後要增加創新度、組織的知名度，更重要的是節省成本。大部分的物聯網都適合在醫療產業協助發展並驅動產業提升，其中在醫療的議題上，例如：人口老年化、病患和醫護人員照護需求上的變化、預算編纂及改善照護品質。英國獨立市場研究機構 TechNavio 於 2016 年底定義了四個影響全球智慧醫療照護市場的因素：(1) 提供對老年人口進行遠端健康監測的需求。(2) 提高消費者的健康意識。(3) 普及健康照護穿戴式裝置。(4) 在智能醫療市場中建立一些新的商業模式與策略 [12]。

　　雖然現今大多數的健康照護物聯網都在追求發展創新、組織知名度、節省成本，未來的物聯網應該包括提高更多工作生產力和較新的商業模式以及更好的協同合作使健康照護物聯網發展往前邁進。

　　除了健康照護物聯網的發展備受矚目，隨著高齡浪潮的來襲，醫療照護領域從著重急性疾病的介入轉爲著重預防與健康，也翻轉了全球的醫療與健康照護產業，2020 年 Deloitte 發表的《2020 年醫療照護產業展望報告》中提到

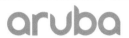

Aruba Networks 成立於 2002 年，是全球企業與企業數據網絡的供應商，Aruba 利用公用雲端或私有軟體形式提供的基礎架構服務，讓 IoT 能在同一環境中實現安全連線。（Wikipedia）

協同合作（collaboration）：是指人們一起去達成分享的、明確的目標。協同合作注重在完成任務、使命，通常發生在一個企業內、機構內與企業之間。（Kenneth C. Laudon・Jane P. Laudon）

健康照護物聯網現狀

至 2019 年，87% 的醫療機構將採用物聯網（IoT）技術，76% 的人認為它將改變醫療照護行業。但是，至今如何使用物聯網以及對未來的期望是什麼呢？如下所述：

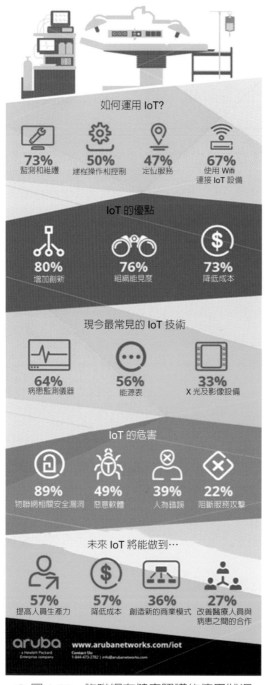

圖 1-22　物聯網在健康照護的使用狀況

（圖片來源：Aruba Networks）

醫療照護產業的數位轉型，除了五大基本要素：聯網資料庫、醫療洞見、基礎建設、合理財務、共同標準，未來醫療照護產更需要 (1) 整合、儲存並分析資料的平臺，以改善研究品質、幫助需求者開發分析工具，進而產生個性化的決策輔助工具。(2) 健康和照護服務，實體醫療照護服務提供者將與虛擬社群以及相關開發人員跨領域合作，結合虛擬和實體社群並提供以消費者為中心的產品和照護服務，推動健康和福祉。(3) 照護服務支援者，包含中介機構（企業工具開發人員、供應鏈設計人員和協調人員、服務供應商）、融資團體（臨床試驗保險公司、重大傷害照護保險公司、政府社會安全網給付機構），以及政府主管機關 [13]。除此之外，近年來資通訊技術的再精進，新式的醫療健康照護產業也應運而生，許多相關的科技應用不斷湧現（如圖 1-23），尤其是醫療器材市場的成長，國際醫療器材主管機關

📶 表 1-2　創新科技簡介表（資料來源：Winning the future of medtech, Deloitte 分析）

科技	範例	影響範例
數位治療	• OneDrop：數位糖尿病衛教計畫，結合個人化指引和根據 AI 的預測洞見提供照護	• 將焦點從治療轉為預防 • 以即時資料存取改善患者管理
語音科技	• Amazon Alexa：使用語音科技提醒患者用藥 • Beyond Verb：使用語音語調持續遠端監測患者健康狀況	• 協助患者和醫師安排線上會診，產生通話文字稿，轉錄病歷 • 讓醫師能專注於患者照護
感測器	• OpenWater：穿入布料的光線式造影系統，可即時掃描腦部和人體其他部位 • Butterfly iQ：可配合智慧型手機使用的可攜式超音波器材	• 測量各種生物特徵 • 診斷變得更輕便又便宜
機器人	• Corindus Vascular Robotics：使用影像檢測、3D 構造和力感測器來管理手術的智慧機械手臂	• 標準化程序 • 增加接觸 • 改善整體患者結果 • 人工智慧和機器學習可減少人為介入
3D 列印	• Stryker：生產 Triathion（膝蓋置換產品）和 Tritanium（脊柱植入物）的底板和髖骨 • axis3D：建立 3D 列印模型以供醫師規劃手術	• 為患者量身訂做的解決方案 • 幫助規劃手術順利進行 • 生物列印可幫助培養移植器官（腎臟、肝臟、心臟和角膜）
擴增實境（AR）/虛擬實境（VR）	• Stryker：目標導向手術系統（TGS），可提供即時指引和通知 • Osso VR：為醫師提供手術平臺	• 醫護專業人員（護理師和醫師）可使用模擬培訓 • 提供整體患者安全性和照護滿意度
奈米科技	• Nanosponge：吸收毒素並協助擺脫可能造成用藥過量藥物	• 小型化提供了醫療科技器材的效率
在家診斷	• BRCA 測試套組：追蹤造成部分類型癌症的基因突變 • 膽固醇測試套組：追蹤膽固醇和三酸甘油酯濃度 • 卵巢儲備測試套組：測量女性的卵巢儲備，以幫助醫師為計畫生育的患者提供諮詢	• 藉由基因測試套組產生的資料可幫助科學家進行研究 • 診斷成本對患者更低廉且更容易取得
無痛器材	• Picofluidics：微針頭有助於藥物輸送，採檢以進行診斷和早期發現疾病 • Seventh Sense Biosystems：TAP 可用幾乎無痛的程序採血	• 為難以觸及的器官創造藥物輸送機會 • 為部分形式的皮膚癌提供替代治療選擇 • 改善患者體驗

軟體即醫材（Software as Medical Device, SaMD）：定義為用於一或多種醫療目的，且不需納入硬體醫療器材即可達成此類目的之軟體。（Food and Drug Administration, FDA）

開放網站應用程式安全計畫（Open Web Application Security Project, OWASP）：於 2001 年成立，是一個非營利組織，致力於提高軟體的安全性，在全球有超過 275 個分會。著名的 OWASP Top Ten 系列就是於 2003 年首次出版，針對最重要的風險來提高對應用程式安全性的認識。

論壇（International Medical Device Regulators Forum, IMDRF）亦將醫療器材類別從硬體擴大至「軟體即醫材（Software as Medical Device, SaMD）」[14]，顯現出未來的健康照護也將因爲來自不同領域的組織相互合作，創造更好的服務品質，滿足日益複雜的醫療照護需求。

智慧健康物聯網的趨勢及風險

我們知道了物聯網在生活中扮演了重要的角色，同時替人類的生活增加了許多便利性。然而，物聯網設備的快速增加，一方面是科技進步的結果，另一方面卻在不知不覺中埋下了安全隱患，因爲物聯網是由各種網路組合而成的，端點設備蒐集豐富大量的資料，在資料傳輸過程中要經過多種網路，資訊安全的議題也更顯重要。根據開放網站應用程式安全計畫（Open Web Application Security Project, OWASP）2018 年釋出的 10 大物聯網漏洞（如圖 1-23），大致上可以分爲管理介面、授權機制、網路服務、傳輸安全、隱私權、雲端服務、行動應用程式、硬體及韌體等九個類別。

從 OWASP 提供的 IoT 安全漏洞我們可以發現所有 IoT 系統都可能遭受威脅，因此當我們在使用這些相關應用的時候資訊安全應列爲優先考量，尤其在醫療與健康照護領域，相較

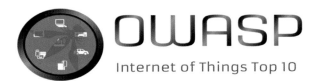

弱密碼、可猜測密碼或無法更改的密碼 **1** 使用輕易可遭暴力破解的、可公開獲得的或無法更改的憑證，包括韌體或客戶端軟體中帶有允許對已部署系統進行未經授權訪問的後門。	**不安全的網路服務** **2** 設備執行了一些不需要或不安全的網路服務，尤其是那些暴露在互聯網上的服務。它會損害資訊的保密性、完整性、真實性、可用性，或允許未經授權的遠端控制。
不安全的生態系統 **3** 設備外生態系統中不安全的 Web、後端 API、雲端，導致設備或相關組件遭攻陷。常見的問題包括缺乏認證或授權、缺乏加密或弱加密以及缺乏輸入和輸出過濾。	**使用不安全或過期的軟體元件** **4** 使用已遭棄用或不安全的軟體元件／庫，將導致設備遭攻陷。元件包括操作系統平臺的不安全機制、以及使用來自受損供應鏈的第三方軟體或硬體元件。
缺少安全的更新機制 **5** 缺少安全更新設備的能力，包括：缺少對設備韌體的驗證、缺少安全支付（未加密 的傳輸）、缺少反回溯機制以及缺乏對更新的安全變更的通知。	**隱私保護不充分** **6** 儲存在設備或生態系統中的用戶個人訊息被不安全的、不當的、或未經授權的使用。
不安全的傳輸和儲存 **7** 缺乏對任何位置的敏感數據進行加密或訪問控制，包括：未使用時、傳輸過程中或處理過程中的敏感數據。	**缺乏設備管理** **8** 已部署在生產過程中的設備缺乏安全保護，包括：資產管理、更新管理、安全解除、系統監控和響應能力。
不安全的預設設置 **9** 設備或系統的預設設置不安全，或缺乏限制操作者修改配置的方式讓系統更加安全的能力。	**缺乏物理防護措施** **10** 缺乏物理防護措施，導致潛在攻擊者能夠獲取敏感訊息以便後續進行遠端攻擊或對設備進行控制。

圖 1-23　OWASP TOP10 物聯網安全漏洞

於一般企業組織以營利爲目的，它干涉到醫院日常作業、個人身分資料隱私以及病患健康等人身安全，系統一旦被侵入，有可能造成金錢難以彌補的缺憾。爲了避免有心人士的攻擊，在使用物聯網系統時應將所有蒐集的資料和儲存的資訊都必須清楚規劃，每個連上網路的裝置在設定時都確實達到安全，且每一個裝置都必須受到妥善的實體防護，將風險降到最低。

✚ 知識補充站

所謂的 Web1.0 指的是 World Wide Web 發展的第一個階段，相對於現在的網頁服務，當初僅是提供一些簡易的資訊內容而已。包括商業網站提供公司資料給消費者，例如：產品服務、經營理念、聯絡方式等。以及個人網頁在網路上呈現，其主要是以 ISP 免費主機提供靜態的頁面服務，並且在網路服務器架構下運行（ISP 是 Internet Service Provider 的縮寫，代表能夠讓一般使用者連線到網際網路上的公司，以提供使用者網際網路的各種服務，這些服務包括了 Internet 撥號帳號、專線帳號、E-mail 帳號、虛擬主機、Domain Name 申請、網頁設計與維護等）。

所謂 Web2.0 的最主要改變是提供給使用者也可以發布與產生內容（User-generated Content）的實際效用，其目的是打造具有實用性與互動性的全球性網站服務。Web 2.0 也被稱為參與式社交網路。它不涉及任何技術規範的修改，而是修改 Web 頁面的設計和使用方式，最終用戶不僅是網頁內容的閱讀者，而是網頁內容的真實參與者。

對於 Web3.0 的概念則比較多元，有人把 Web3.0 等同於瀏覽器的虛擬網路操作系統（Web OS），或等同於智能語義網（Sematic Web）；有的提出 Web 3.0 是 XML Web Services，屬於開放式 Open API（應用程式編程介面）；Google 提供的開發雲計算服務，並且將其視為 Web3.0 世代，並定義其概念為：Web 3.0 是指集合眾多應用在一起，並帶有應用相對少，數據以雲端儲存分佈，可以運行於任何設備載具上，速度很快且高度個性化設置等。

練❖習❖題

1. 物聯網的定義爲何？分爲哪三層？

2. 雲端運算服務可細分爲哪 3 種服務？

3. 什麼是健康照護物聯網？帶來哪些益處？

4. 急性病患是屬於何種照護體系照護的範疇？

　(A) 生活照護服務體系

　(B) 長期照護服務體系

　(C) 醫療服務體系

5. 在醫師診斷時的過程中實際上並沒有什麼疾病，但卻根據診斷試驗的結果被定爲有病的機率稱之爲以下何種？

　(A) 眞陰性率

　(B) 假陽性率

　(C) 假陰性率

　(D) 眞陽性率

6. 急性的顱內出血常隨著高血壓、腦部腫瘤、外傷、車禍，甚至血管病變的發生，都可能導致顱內出血，一般的急性顱內出血分爲四種，以下何種不包含在這四種之一？

　(A) 蜘蛛網膜下出血

　(B) 腦出血

　(C) 軟腦膜出血

　(D) 硬腦膜下出血

7. 有關於推播技術（Push Technology）下列敘述何者正確？

⒜ 可以學習大量的資料後分析

⒝ 可用來控制一個或一系列的功能

⒞ 可將特定訊息傳送給使用者來達到特定目的

⒟ 是一種運算技術，可理解人類的語言

8. 關於機器對機器（M2M）敘述何者為非？

⒜ 需要人工干涉才能執行

⒝ M2M 系統是透過點到點的方式通信

⒞ M2M 服務旨在自動化決策、通信流程

參❖考❖資❖料

1. K. Ashton. *That 'Internet of Things' Thing.* RFID Journal. 2009.

2. S. R. S. Pallavi Sethi. *Internet of Things: Architectures, Protocols, and Applications.* Journal of Electrical and Computer Engineering. 2017, 1: p. 1-25.

3. T. G. Peter Mell. *The NIST Definition of Cloud Computing.* National Institute of Standards and Technology. 2011, p. 3-7.

4. C. M. University. *The Basics of Cloud Computing.* 2011.

5. Accenture. *Internet of Health Things Survey*, in *Invest Today to Grow Tomorrow.* 2017, p. 3.

6. M. Health. *Internet of Healthcare Things*

(IOHT)/weHealth. [cited 2019; Available from: https://www.mackenziehealth.ca/en/about-us/internet-of-healthcare-things-iohtwehealth.aspx.

7. Deloittea 勤業眾信，*2019 全球醫療照護產業展望*，2019, p. 3-45.

8. 白映俞，*顱內出血有四種，每一種都很要命（懶人包）*，2018 [cited 2020; Available from: https://www.careonline.com.tw/2018/08/ICH.html.

9. J. P. A. I. Don van Ravenzwaaij. *True and false positive rates for different criteria of evaluating statistical evidence from clinical trials.* BMC Medical Research Methodology. 2019. 19.

10. M. D. Rekha Mankad. *Ejection fraction: What does it measure?* 2019 [cited 2020; Available from: https://www.mayoclinic.org/ejection-fraction/expert-answers/faq-20058286.

11. Rekha Mankad, M.D. *Ejection fraction: What does it measure?* 2019 [cited 2020; Available from: https://www.mayoclinic.org/ejection-fraction/expert-answers/faq-20058286.

12. Aruba, A. H. P. *IoT Heading for Mass Adoption by 2019 Driven by Better-Than-Expected Business Results.* 2017. Available from: https://news.arubanetworks.com/press-release/

arubanetworks/iot-heading-mass-adoption-2019-driven-better-expected-business-results.

13. Deloitte 勤業眾信，*2020 年醫療照護產業展望報告*，2020, p. 42.

14. Group, S.a.a.M.D.W. *Software as a Medical Device (SaMD): Clinical Evaluation*, I.M.D.R. Forum, Editor. 2017, p. 30.

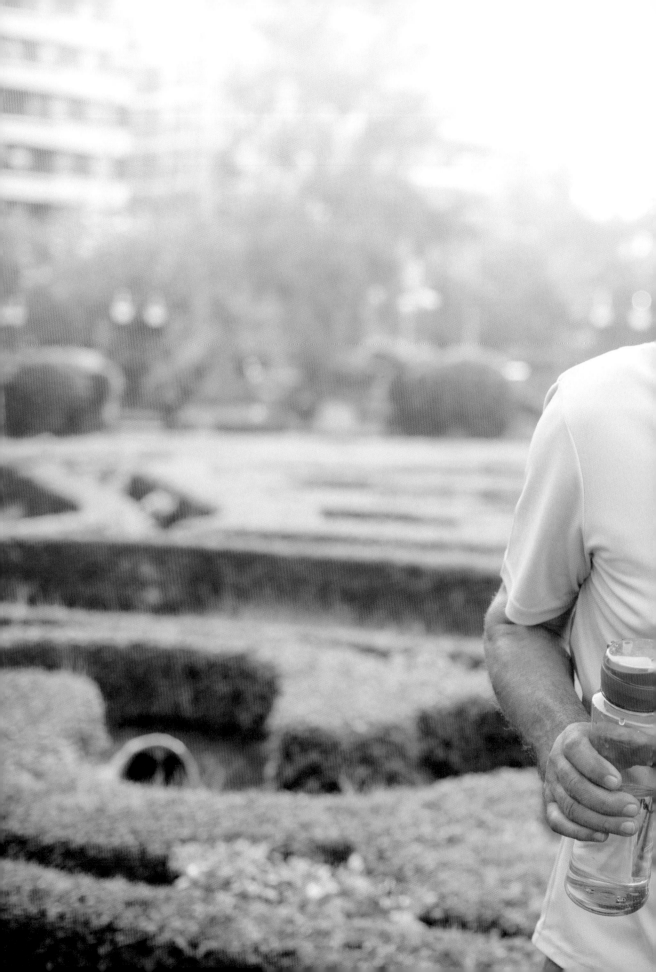

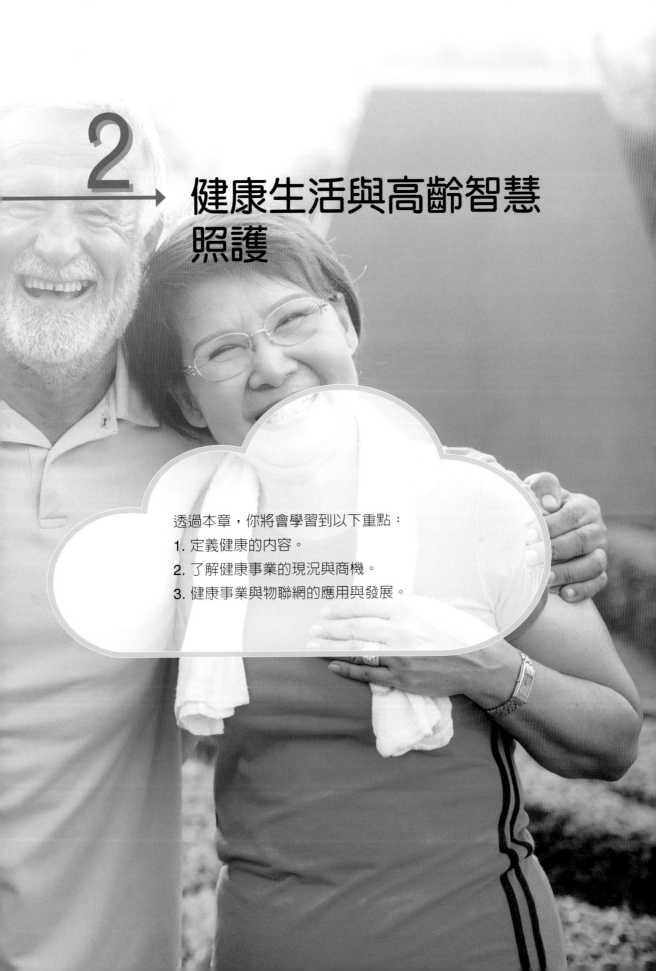

2 → 健康生活與高齡智慧照護

透過本章，你將會學習到以下重點：
1. 定義健康的內容。
2. 了解健康事業的現況與商機。
3. 健康事業與物聯網的應用與發展。

2.1　高齡化人口關鍵指標

2.1.1　世界衛生組織的高齡定義

　　由於醫療技術發展快速，公共衛生環境不斷改善，人類的預期壽命不斷提高，依據聯合國預估全球人口將在 2050 年攀升到 97 億，估計 2100 年來到近 110 億的高峰，平均壽命也將從目前的 72.6 歲增加到 77.1 歲 [1]，愈來愈多國家都在經歷人口高齡化。根據世界衛生組織（World Health Organization ,WHO）的定義，65 歲以上人口稱為高齡者，當高齡人口達全國總人口數 7% 以上，稱為「高齡化社會」，達 14% 稱為「高齡社會」，若達 20% 稱為「超高齡社會」。

　　根據 2019 年聯合國統計數據顯示，日本 65 歲以上人口比例達到 28%，是全球人口高齡化最嚴重的國家，第二名是義大利 23%，德國 22% 位居第三名 [2]。全球 2019 老年人比率為 9%，也就是說每 11 人中有 1 人係為年齡超過 65 歲的老年人。聯合國預估至 2050 年時，每 6 人中便會有 1 人是為年齡超過 65 歲的老年人，占總人口的 16%，兩者相比是近 2 倍的成長。另外，2050 年全球超過 80 歲老年人預期將較現在的 1.43 億人成長 3 倍，來到 4.26 億人 [1]。從現有的數據中我們可以看出人口老化、壽命延長是不可逆的趨勢，面對人口結構明顯

改變，高齡社會帶來的退休潮、老人安養、勞動力減少與少子化等衝擊，需要大家共同來適應這個大環境的變遷。除此之外，對年長者而言，隨著年齡增長生理機能開始退化，如何保持人生晚期的生理與心理健康才是最重要的。

2.1.2　臺灣的高齡趨勢

與世界各國相比，臺灣雖然不是高齡化最嚴重的國家，但卻是高齡化速度最快的國家之一，根據國家發展委員會針對國家老年人口占總人口比率預估中可以看出臺灣於 2020 年起人口老化的速度將超快速高於其他國家 [3]，如圖 2-1 所示。臺灣在 2018 年 3 月底已正式跨入「高齡社會」，也就是 65 歲以上人口達全國總人口數 14%[4]，預估到 2026 年，臺灣的老年人口將突破 20% 門檻，走向超高齡社會 [5]。然而，在平均餘命延長（詳細人口壽命比較，如表 2-1）的情況下健康的老化是每個人嚮往的，但是人隨著年紀的增長，身體機能也從健康邁向衰落的階段，因此延長健康餘命以及維持剩餘功能、減短臥床時間是人類追逐的目標。

平均餘命（Life expectancy）：「平均餘命」是正式的統計名詞，係指假設一出生新嬰兒，在遭受到某一時期之每一年齡組可能所經歷的死亡風險後，所能存活的預期壽命。（內政部統計處）

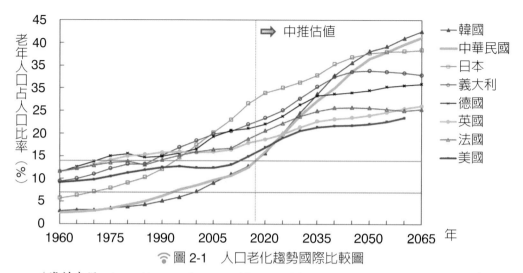

圖 2-1　人口老化趨勢國際比較圖

（資料來源：https://www.ndc.gov.tw/Content_List.aspx?n=6EA756F006B2A924）

表 2-1　臺灣高齡人口結構長壽化（資料來源：國家發展委員會）

年別	65 歲以上老年人口（萬人）			
	合計	65～74 歲	75～84 歲	85 歲以上
2018	343	204	102	38
2025	470	295	127	49
2035	629	325	232	73
2045	729	332	260	136
2055	746	306	272	168
2065	715	277	251	187

2.2　健康事業的發展與應用

2.2.1　生命的健康歷程

　　大部分人的一生都會經歷健康、亞健康、衰弱、失能、重病再到臨終（如圖 2-2）。對於健康，大部分的人認為是無病痛的情況，事實上依據 WHO 定義：「健康是指身體（生理）、

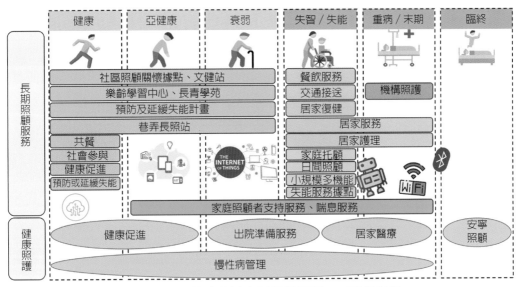

☞ 圖 2-2　生命的健康歷程與長照 2.0 服務內容
（參考來源：https://www.ey.gov.tw/Page/448DE008087A1971/cb025da9-b5c4-47ae-8eb0-6770c86b8d9d）

精神（心理）及社會（社交）都處於一種完全安寧的狀態，而不僅是沒有疾病或虛弱。」[6] 然而，在健康與病痛之間我們經常聽到「亞健康」（Subhealth）這個名詞，是指介於疾病與健康之間存在的一種狀態 [7]，但是在醫學界對「亞健康」沒有專業研究的論述支持，卻有著「亞臨床」（Subclinical）這個名詞，是指臨床症狀不明顯的意思。當人體開始老化，身體機能便開始衰弱，老年衰弱的概念定義，指的是一個狀態，在這個狀態下的老年人比正常老人更易受到外來壓力源的影響，而導致後續的不良健康結果的發生，例如死亡、入住機構、跌倒等。老年衰弱是失能的危險因子，而若能對衰弱老人有及早的介入措施，則有機會

可以逆轉衰弱的情形，並預防或延緩失能的發生 [8]。在亞健康後接著這就會進入「失能」（Disabilities），失能者的定義是：「指身體或心智功能部分或全部喪失，致其日常生活需他人協助者。」[9] 針對失能還能細分為不同階段的失能，這個部分下一章將會討論。最後則是每個人的必經之路——臨終，隨著時代的變遷，人類更加重視瀕臨生命盡頭前的照護，像是「安寧療護」（Palliative Care）亦稱臨終關懷，能降低人類面對死亡的恐懼與焦慮，讓病人有尊嚴地度過人生的最後旅途。根據 WHO 對安寧療護的定義：對一位用當今科技已無法治癒的末期病患及其家屬，提供整體性的照顧，藉著解除疼痛及其他不適之症狀，並統合心理，社會、靈性之照顧，來提升病人及家屬的生活品質 [10]。

2.2.2 健康與亞健康生活商機

在過去的農業社會，人們只求三餐溫飽，但隨著經濟的發展與科技的進步人們對於日常生活飲食行為與健康意識的關注與重視，讓健康事業的市場也愈來愈大。健康事業的範圍非常廣泛，不只是針對有病狀的人，而是所有民眾，舉凡有關健康促進的產品及服務皆屬於健康事業的範疇（詳如表 2-2）。健康促進（Health promotion），根據WHO於1986年《渥

太華憲章》對健康促進的定義：「使人們能夠增加對於本身健康之控制並促進其健康之過程」，為了達到完全的身體、心理、社交（個人或團體）應該被認同而且被實現，且滿足需求與改變或適應環境。因此，健康被視為日常生活的資源，而不是活著的目標。健康是積極的概念，強調社會與個人資源，以及生理的能力 [11]。

另一方面，智慧科技促使了健康相關產業發展日益蓬勃，結合多元化之創新健康照護服務，及跨業整合提供新型態解決方案的相關產業投資機會逐漸浮現。科技的導入不論從飲食、健康監測、健身、抗過敏原到長期照護等面向，都可以結合資通訊技術（Information and Communications Technology, ICT）、數據資料、創新模式、跨平臺整合，提供更加值與深化的產品服務。

🛜 表 2-2　健康促進的價值鏈（資料來源：工商時報）

面向	說明
產品／服務	健康管理方面：睡眠用品、健檢醫材、營養諮詢紓壓、機能衣／設備／穿戴裝置 預防保健方面：體態管理、保健器材、保健品、預防失智 心理需求方面：療癒產品、喘息舒壓與身心平衡課程
系統／平臺	行動裝置、物聯網等實體系統與雲端、大數據分析等管理平臺
通路／品牌	便利商店、藥妝店、醫院、營養中心等實體通路與電視購物、網路購物等虛擬通路

目前主要應用於健康照護領域的穿戴式裝置類型相當多元，如圖 2-3 所示穿戴式裝置可置於人體不同部位進行偵測並傳送監測資訊，如：個人緊急呼救器、智能計步器、健康手環、體適能手環、穿戴式去顫器、OK 繃型胸口／心律監控貼片等產品，主要功能多為量測心電訊號（心律）、體脂、血壓等基本人體生理數值，作為發展行動醫療應用之數據來源。透過穿戴式裝置偵測並即時回傳各種不同監控數據，可輔助行動醫療的應用，如：方便使用

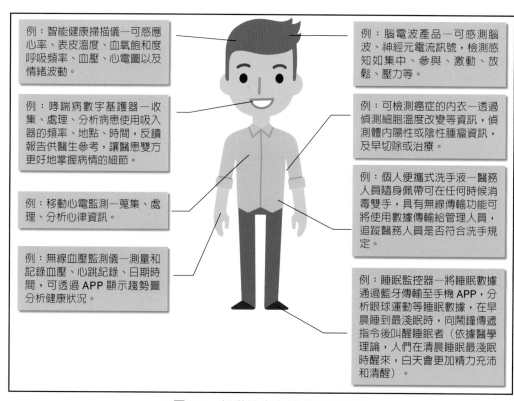

🛜 圖 2-3　行動醫療穿戴式裝置種類

（圖片來源：https://www2.deloitte.com/content/dam/Deloitte/tw/Documents/life-sciences-health-care/tw-2016mhealth-business.pdf）

者隨時進行自我監控身體狀況、追蹤使用者活動狀態下生理變化，或透過通訊裝置將數據傳遞給後端網路與分析系統，並與預先設置之警戒值進行即時比對後，傳送相關建議訊息給予使用者。

2.2.3　高齡健康的商機

　　因應高齡浪潮的來襲，全球醫療健康產業面臨大變革，預防保健與健康促進成為當道，為了建構有利於高齡者健康、安全、參與及終身學習之友善環境，臺灣衛生福利部整合縣市政府、健康照護機構與社區資源，以達成「健康老化」、「活躍老化（Active aging）」之目標，降低失能比率，讓年長者能享有健康與安全的晚年生活。目前政府提供民眾許多健康資源，包含 (1) 提供跨領域、多場域的長者健康促進服務網絡；(2) 結合社區資源共同推動老人健康促進；(3) 提供健康篩檢服務及建構慢性病照護網；(4) 營造高齡友善支持性環境；(5) 建立健康資訊網站與衛教宣導內容 [12]。

　　不同於一般產業的定義，老年人隨著年紀增加身體機能退化，其需求有其特殊性，所開發的產品與提供的服務特性也不同，更需要兼具尊嚴與安全，除了滿足基本的食衣住行，也需要進一步到休閒娛樂，讓長者有多一點的人際互動與學習的機會，並提供趣味舒適的休閒

> 活躍老化（Active aging）：使健康參與安全的機會達到最佳的過程，以促進人們老化的生活品質。（WHO）

活動，以達到自我實現的需求。爲了落實高齡產業的價值虛實整合是必要的，實體服務體系與資通訊平臺的結合才能提供良好的整體解決方案（total solution），詳如圖 2-4。

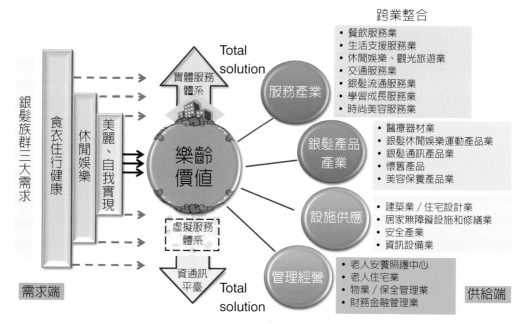

圖 2-4　高齡產業市場的需求—虛實整合產業鏈趨勢
（資料來源：工研院 IEK（2014/02））

● 芬蘭高齡休閒生活

　　芬蘭和臺灣同樣是人口快速老化的國家，但是花在老人身上的錢，與臺灣的習慣不太一樣。芬蘭中部佑華斯克拉市（Jyväskylä），每年花費市政預算百分之二的兩億五千萬元，來推動運動保健，在這個城市裡，人口只有八萬人的大學城，卻一年聘請 13 位運動教練、40 位物理治療師，以及 70 位領時薪的體育科系學

生，幫助老人做適當的運動。在機構裡可以看
到高齡 70 歲的爺爺在拉單槓，80 歲的奶奶在
前滾翻，還有專業的運動指導員在旁指導，老
人因此更健康，花在醫療上的錢自然就少了。
落實「預防勝於治療」打造老人專用的運動環
境與課程，並將康復訓練融入運動遊戲設計當
中，幫助老人解決真正的問題，並整合多元資
源開拓更多商機，同時能重新建立老人們的社
會性功能，促進大健康的社會。

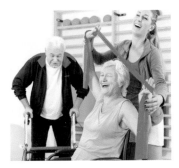

（圖片來源：https://www.
ilong-termcare.com/Article/
Detail/1106）

2.3　健康促進創新科技應用

　　在物聯網、大數據與人工智慧等技術驅動
下，健康照護與資通訊技術結合愈來愈密切，
進而產生創新的健康促進服務模式，整合健康
促進各領域之相關專業人員共同推廣，利用
各種科技達到促進健康，並且應用於日常生活
中，與長期照護的不同，健康促進多著重在管
理自身健康為目標，以及提供個人化的疾病預
防服務，目的是要促進全民健康，使人人享受
高品質的生活。

2.3.1　重視預防醫學的穿戴式裝置

　　現代人不僅追求生活品質，也非常注重
個人健康管理，隨著運算科技的快速發展，行
動裝置如智慧型手機或平板電腦的運算功能愈
來愈強大，利用行動裝置的運算功能或內建的

感測元件所開發的應用程式呈爆炸性的成長，增加了使用者對這類裝置的依賴性。近年來應用程式開發業者陸續設計出有卡路里計算與計步器功能的軟體，讓預防保健得以實現。像是 iOS 系統手機內建健康與保健之相關應用，使用語音監控系統，針對口語表現做評估與評分的功能；或是軟體廠商可提供健康服務應用程式（Application, APP），不僅可以蒐集心率、燃燒熱量、血糖及膽固醇等資訊，更可查看個人最新的健康概況，持續追蹤運動與卡路里消耗狀況。

• 知名運動品牌推出藍牙運動狀態感測器

知名運動品牌 Adidas 推出一款名為 miCoach X-Cell 運動狀態感測器和 Speed Cell 步伐感測器（如圖 2-5），miCoach X-Cell 可以利用彈性束帶固定於人的胸前，偵測人的動作加速度、彈跳力、心跳以及運動時間，也可配戴於腰部，但無法偵測心跳；Speed Cell 配戴於鞋底，偵測使用者的速度、瞬間爆發力，搭配 miCoach X-Cell 一同使用可以更完整的監測使用者的相關運動資訊，並透過藍牙傳輸技術（如表 2-3）將資訊傳送至使用者的智慧型手機內，使用者便可利用手機內的特定 APP 查看自己的運動狀況及身體狀況，並制定一個屬於自己的運動目標，如跳躍垂直高度的訓練計畫，從而提高使用者的耐力、力量和速度，藉

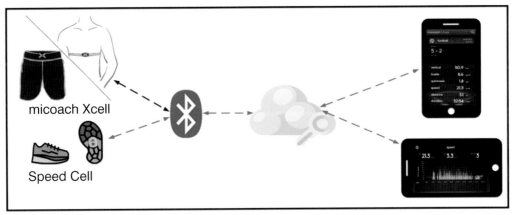

🛜 圖 2-5　X-Cell 感測傳輸示意圖（本書彙整繪製）

🛜 表 2-3　藍牙與藍牙低功耗比較表（本書彙整）

無線通訊技術	傳統藍牙 v1.0～v3.0	藍牙低功耗 v4.0	藍牙低功耗 v5.0
發表年代	～2009	2013	2016
精準度	3～15 m	3～15 m	<1 m
頻段	2.4GHz	2.4GHz	2.4 GHz
傳輸距離	10～100 m	20～40m	20～300 m
傳輸速度	1～3 Mbps	1 Mbps	2 Mbps
耗電量（最大電流）	<30 mA	<15 mA	<66 uA
缺點	軟體校正、資料帶量小	傳輸量少	規格相容性較高

由 miCoach X-Cell 和 Speed Cell 的應用，讓使用者更便於管理自我的運動相關資訊，且能即時監測自我身體狀況，找出最適合自己的運動規劃及訓練。隨著更多樣化、功能更強大、跨平臺數據傳輸整合技術更完整的穿戴式裝置問世，可以預期醫療與行動醫療市場的智慧化、

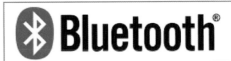

藍牙（Bluetooth）是一種低功耗無線傳輸技術，傳輸距離約 3～15 m，用於設備間的傳輸音頻信號、傳送資料以及廣播資訊。包含兩種技術：基本速率（Basic Rate, BR）／增強資料速率（Enhanced Data Rate, EDR）和低能量（Low Energy, LE）。（Bluetooth SIG）

數位化應用將更為普及，且隨著穿戴裝置可以保留的資料更多、更易獲取，可以預期醫護市場亦將逐步進入數據驅動決策的大數據（Big Data）轉型時代。

2.3.2 慢性病健康管理與物聯網應用

慢性病是一種持續或長期的健康狀況或疾病。最明顯的慢性病像是心血管疾病（Cardiovascular Diseases, CVD）、癌症、慢性阻塞性肺病（Chronic Obstructive Pulmonary Disease, COPD）、第二型糖尿病以及常見的可預防性生物的風險因素（高血壓、高膽固醇、過重）[13]。不論慢性病是先天遺傳或是後天造成，對慢性病患者而言，擁有更好的生活品質是每個人所期待的，因此預防這些重大慢性病的行動應集中於以良好的綜合方式控制這些及其他關鍵危險因素。根據 2018 年衛生福利部統計處的最新公告，國人十大死因以慢性病占最多 [14]。18 歲以上國人慢性病逾六成受「三高」所困擾 [15]。所謂「三高」也就是高血壓、高血脂、高血糖。然而，要穩定控制慢性病的方法不外乎，注重飲食攝取、培養運動習慣、生活作息規律以及定期健康檢查等。其中，定期量測生理數據做好健康管理是很重要的，現今有許多生理量測儀器大廠投入這項產業中，如：遠東

表 2-4　高血壓分類表（資料來源：衛生福利部國民健康署）

	正常血壓	高血壓前期	第一期高血壓	第二期高血壓
收縮壓（毫米汞柱 mmHg）	< 120	120～139	140～159	≥ 160
舒張壓（毫米汞柱 mmHg）	< 80	80-89	90-99	≥ 100

表 2-5　高血糖分類表（資料來源：衛生福利部國民健康署）

階段	正常	糖尿病前期	一型糖尿病	二型糖尿病	妊娠期糖尿病
血糖檢測值	空腹 8 小時血糖值 < 100 mg/dl	空腹 8 小時血糖值 100～125 mg/dl	空腹 8 小時血糖值 ≥ 126 mg/dl	空腹 8 小時血糖值 ≥ 126 mg/dl	• 空腹 8 小時血糖值 > 5.1 mmol/L • 餐後 1 小時 > 10mmol/L • 餐後 2 小時 > 8.5 mmol/L

表 2-6　高血脂分類表（資料來源：行政院衛生署健康局）

	理想值（mg/dl）	邊緣值（mg/dl）	危險值（mg/dl）	高危險值（mg/dl）
總膽固醇（非禁食）	<200	200～239	>240	>240
三酸甘油脂（禁食 12 小時）	<200	200～400	400～1000	>1000
低密度脂蛋白（禁食 12 小時）	<130	130～159	160～189	>190
高密度脂蛋白	>35	>35	-	-

醫電、真茂科技、康舒妥集團等，陸續將雲端平臺、無線傳輸、應用程式整體串接建置健康照護服務模式，甚至裝設於穿戴式裝置中，做好自主保健的基礎。

• 英國遠端慢性病照護應用

　　根據國際糖尿病聯盟（International Diabetes Federation, IDF）的統計，2017 年全球糖尿病在 20 至 79 歲成人中的罹病人數高達

4.25 億人，其中有 79% 的病患是位在中低收入國家。估計到 2045 年全球糖尿病人數將增加至 48% 達到 6.29 億人，而目前在罹患糖尿病的人群中，近半數是處於未確診的狀態，亦即可能罹患糖尿病但自己並不知道，或是未接受照護治療 [16]。

美國 Telcare 為使健康管理成為常規，而不是障礙，推出美國食品藥品監督管理局（Food and Drug Administration, FDA）認證的量測儀表記錄血糖數據，並於患者每次測量完畢後立即反饋。無需繁瑣的手動記錄結果，且搭配易於理解的圖表幫助患者了解血糖狀況。如圖 2-6，APP 畫面顯示使用者的血糖並提醒使用者明天要確認血糖值。系統同時會向醫療保健專業人員以及家人和朋友發送消息和提醒，隨時了解患者的健康狀況；英國 TelehealthSolutions 為解決人力成本過高及醫療資源消耗龐大的問題，與蘇格蘭西部大學共同開發，使用最先進的血糖和血酮儀來密切監測血糖控制，為糖尿病患者提供「糖尿病監測服務」，透過應用程式 e 化紀錄數據結果，上傳至後端平臺進行數據分析並產生易於理解的圖表供醫療端、個案端快速知悉身體狀況（如圖 2-7），且提供專業醫師進行線上詢問，藉由遠距照護協助患者自我管理。

> 遠距照護（Telecare）是指在有一段距離的遠端藉由電信通訊及電腦技術提供健康照護或社會服務予居家、社區或機構之民眾。（Keith Cameron, Paul Garner）

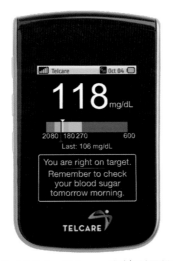

🛜 圖 2-6　Telcare 血糖測量機
（圖片來源：http://www.telcare.com/）

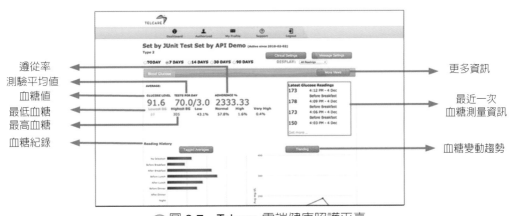

🛜 圖 2-7　Telcare 雲端健康照護平臺
（圖片來源：http://www.telcare.com/）

• 美國非侵入式血糖監測

　　無創血糖監測（Noninvasive blood glucose）是指測量血糖時，可以不必吸血、刺破皮膚而引起疼痛或創傷，便能測得血糖值。英國巴斯大學（University of Bath）發明的皮膚貼片微形血糖儀，是利用微小電流，從單一毛

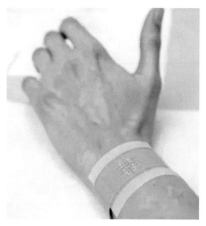

📶 圖 2-8　英國巴斯大學無創血糖
　　　　　貼片

（圖片來源：https://kknews.cc/zh-
tw/health/zkkq53a.html）

囊附近吸收葡萄糖並儲存於皮膚貼片的微
形裝置中。每 10 到 15 分鐘會顯示一次血
糖數據，由於每個感測器對應一個毛囊，
就可以避免在吸取皮膚葡萄糖時，受到其
他皮膚參數的干擾 [17]。

　　美國 Dexcom 公司推出的 Dexcom G5
PLATINUM 是透過淺表性皮膚組織液的
葡萄糖濃度與血液葡萄糖濃度之間有穩定
的關係。植入皮下的微型葡萄糖氧化酶電
極傳感器，與組織液中葡萄糖接觸發生反
應，這種化學信號通過電極轉化爲可監測
的電信號，電信號經過特定的算法處理之後，
便成了接收器上的血糖值。

• 臺灣慢性病遠距照護系統

　　測量血糖是糖尿病患者每天必做的功課，
但許多患者忘記定時檢測血糖值，隨著年紀增
長，記憶力衰退，甚至無法自行記錄檢測數
值，讓醫師無法準確判讀病情，成爲醫療團隊
在照護上的一大漏洞。因應智慧醫療時代來
臨，測量血糖有了新的方式，智慧血糖機具有
完整血糖變化紀錄（如圖 2-9），且檢測分類清
楚，不易混淆血糖意義，並透過藍牙連線，將
血糖數值即時上傳至手機 APP，做成個人化血
糖紀錄表，幫助老年人監控且了解自我血糖變
化，亦讓醫師即時掌握病患的健康狀況以便調
整藥物，目前已經有醫院採用，未來能將推廣

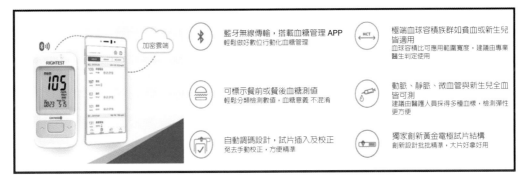

🛜 圖 2-9　瑞特血糖監測系統

（圖片來源：https://tw.bionime.com/GM700SB.html）

到更多門診。

　　為實現行動／數位醫療及雲端服務結合於健康照護平臺的目標，慧康生活科技（Health2Sync）於 2014 年推出一款糖尿病遠距照護 APP，透過數據傳輸線連接市售主流的血糖機，將患者數據自動導入軟體，並搭配後端平臺自動分析數據變化，若發現有大幅波動、過高、過低，便會發送提醒與警告給患者及家屬。自動化的導入，取代紙本記錄方式，再藉由系統後端平臺的分析、統整，不僅可以讓糖尿病病友清楚了解所有數據背後代表的意義，這些數據亦可提供給醫師，作為醫療時判讀依據，進而調整適當的反饋建議以達成遠距照護之功效。

• 超商健康 ATM

　　日前永悅健康股份有限公司與超商聯手建置全臺一百座「H2U 健康 ATM」千禧智慧健康小站能進行體脂與壓力感測，全臺灣有 90 家超

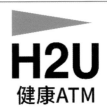

H2U 健康：隸屬於鴻海集團之 M 次集團的永悅健康股份有限公司創立於 2013 年。永悅健康集結了來自生命科學、醫療保健、大數據與人工智慧等資訊網通等領域的專業人才，致力探索預防醫學，運用最佳的科技發展並提供完備的數位健康平臺解決方案，積極追求樂活（Lohas）、養生（Prevention）、健康（Healthcare）的永續事業。

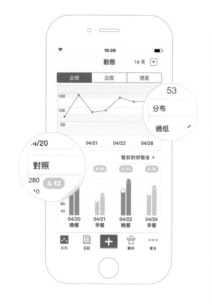

(a) 追蹤趨勢 APP 畫面

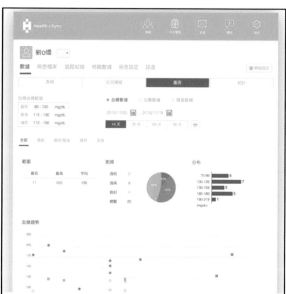

(b) 雲端健康照護平臺

📶 圖 2-10　APP 與雲端健康照護平臺

（圖片來源：https://www.health2sync.com/tw/patients）

商與 10 家醫美商店的千禧智慧健康小站門市，民眾可免費使用「H2U 健康 ATM」，即可完成六項量測功能：血壓、心跳、體重、體脂、額溫、壓力等。為了推動在公共場合自我檢測的活動，只要是超商會員，每月至機臺量測 15 天以上，還有額外的點數回饋，鼓勵民眾可以每天測量，透過雲端儲存可長時間累積資料，透過手機能觀察個人健康變化情況，培養民眾養成預防習慣，檢測身體狀況等變化，達到疾病預防、個人健康管理目的。

• 生理監測系統

　　近年資訊技術的提升，傳統生理徵象（Vital signs）量測儀器都已微小化且成本大幅

生理徵象（Vital signs）：是身體基本功能的測量。正常的生命徵象隨年齡、性別、體重、運動耐量和整體健康狀況而變化。通常監測的四個主要生命徵象包括：體溫、脈搏率（心率）、呼吸率（呼吸率）、血壓。（Jean Justad, Medical Doctor）

降低，同時逐漸與新興物聯網技術結合，透過
數位化的形式以及無線網路的傳輸，e 化了紙
筆操作，加上雲端儲存的普及形成個人化健康
計畫，不僅可以在醫療院所幫助醫護人員省卻
紙筆記錄的麻煩和時間的耗費，在居家環境裡
自動上傳也是長者們的小幫手，透過儀器自動
將紀錄上傳至雲端資料庫，相較於過去瀏覽病
歷時需大費周章的從紙堆中尋找，能更有效提
升醫事人員處理的效率及速度，且協助病人達
到居家照護、自主治療之成效，也方便未來個
人及醫院端進行數據的追蹤、分析及反饋，同
時降低醫院的人力負荷，提高醫療品質。

　　國立臺北護理健康大學健康照護物聯網實
驗室實際開發一組「生理監測系統」，此系統
設計由「實體層：智能血壓計」、「感知層：
Arduino D1」、「傳輸層：WiFi、MQTT、閘

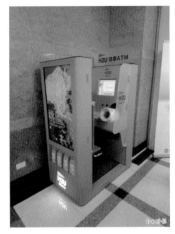

（圖片來源：https://
news.ltn.com.tw/news/life/
breakingnews/2666488）

展示影片↑

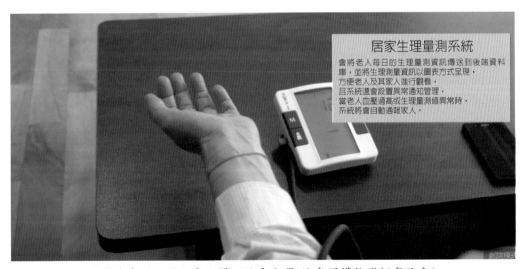

（圖片來源：國立臺北護理健康大學 健康照護物聯網實驗室）

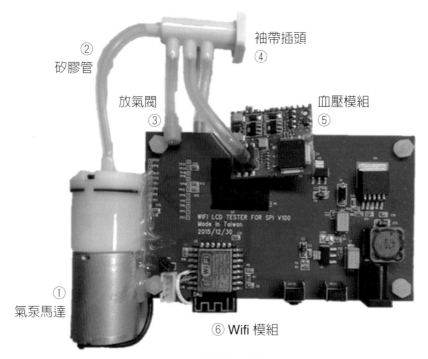

② 矽膠管

袖帶插頭 ④

放氣閥 ③

血壓模組 ⑤

① 氣泵馬達

⑥ Wifi 模組

🛜 圖 2-11　生理監測開發模組

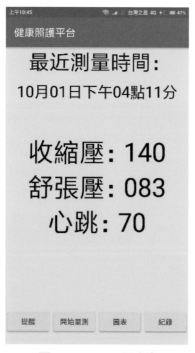

上午10:45　　台灣之星 4G 🔋47%

健康照護平台

最近測量時間:

10月01日下午04點11分

收縮壓: 140
舒張壓: 083
心跳: 70

提醒　　開始量測　　圖表　　紀錄

🛜 圖 2-12　APP 程式畫面

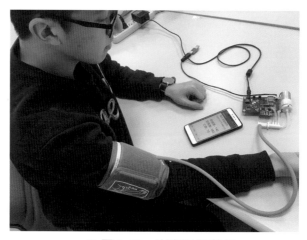

🛜 圖 2-13　實際操作畫面

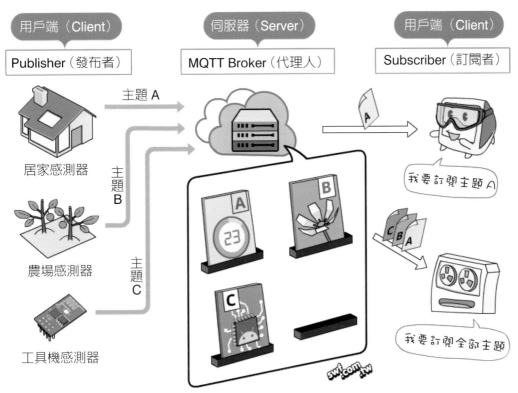

圖 2-14　MQTT 發布／訂閱機制概念圖

（圖片來源：https://swf.com.tw/?p=1002）

道器、雲端資料庫」、「應用層：智慧型載具」
四層所組成，主要讓遠方使用者能透過智慧型
載具利用 MQTT 發布訊息之傳輸方式（詳如圖
2-14），控制已運用 WiFi 訂閱 MQTT 頻道之
血壓計進行測量並將量測結果上傳至雲端資料
庫執行後續數據長期追蹤及分析以供專業醫療
人員根據視覺化圖表給予使用者建議。

　　如圖 2-15，為此物聯網實例「生理監測系
統」之系統流程圖，使用者在智慧型載具上透
過 M2M（Machine to Machine）之 MQTT 數
據傳輸方式發送測量指令至 MQTT Broker（本

機器對機器（Machine
to Machine, M2M）可
用於描述任何技術，使
聯網設備能夠在沒有人
工手動幫助的情況下交
換訊息和執行操作。

（Margaret Rouse）

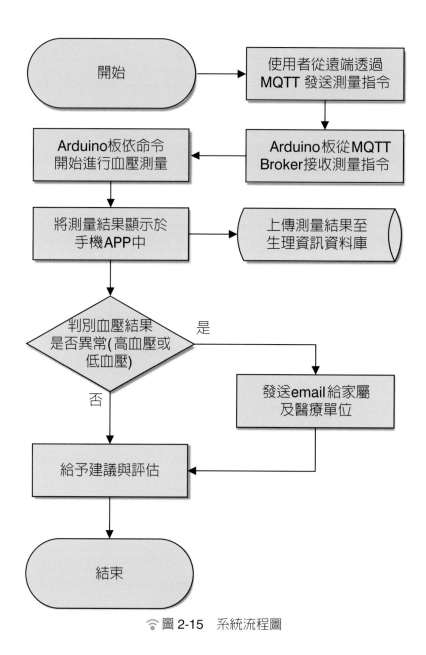

🛜 圖 2-15　系統流程圖

範例之 Broker 需讀者依據電腦作業系統自行
架設），而 Arduino 板接收到使用者發出的測
量指令後，將開始進行測量，並把結果顯示於
智慧型載具以及傳送至生理資訊資料庫讓遠方
醫療端進行數據追蹤，最後將根據測量結果給

予建議，若當次血壓結果為高血壓（依據衛福部國健署標準設定，收縮壓高於 140mmHg，舒張壓高於 90mmHg）或低血壓（收縮壓低於 90mmHg，舒張壓低於 60mmHg）的情況下，系統將自動發送 email 通知其家屬和親戚給予長者適時的慰問。

2.3.3　高齡照護機器人

世界衛生組織預估 2035 年，全球將會缺少 1290 萬的醫療工作者 [18]，目前較年長的醫護人員陸續退休後，將面臨醫療人力嚴重短缺的問題。以日本為例，日本是亞洲老年人口比例最高的國家，面對照護人力短缺的問題，已經發展出許多照護型或陪伴型機器人，並應用在照護機構與居家環境裡。根據國際機器人協會（International Federation of Robotics, IFR）統計資料顯示，全球專業用途服務型機器人（Service Robots）銷售額增加了 39%，產值約 66 億美元，其中個人化服務機器人（Personal service robots）快速發展，其功能主要是輔助或款待人類日常生活，在 2017 年總銷售額增加 27%，達 21 億美元 [19]。

• 居家行程小祕書──ElliQ

以色列公司 Intuition Robotics 開發出專為長者設計的機器人──ElliQ。ElliQ 不僅是一臺機器人更是長者們的朋友，它會記住主人的性格和偏好，提醒主人行程和吃藥時間，並主

MQTT（Message Queuing Telemetry Transport）為 IBM 和 Eurotech 共同製定的通訊協議。是一種機器對機器（M2M）的通訊協議，由於其在發布 / 訂閱傳輸方式上擁有體積小、功耗低、封包最小化等特性，再加上其支援一對一及一對多的優點，MQTT 非常適合應用在物聯網的環境，如 Facebook Messenger 的即時通訊是以 MQTT 技術作為訊息的傳輸。
（Organization for the Advancement of Structured Information Standards, OASIS）

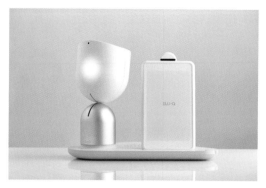 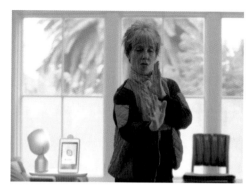

📶 圖 2-16　ElliQ

（圖片來源：https://www.theverge.com/circuitbreaker/2017/1/12/14253804/elliq-intuition-robotics-elderly-care-ai-assistant）

影音資料↑
《*ELLIQ-The active aging companion*》

> 園藝治療定義為利用植物或園藝活動以促進社會、教育、心理與生理的適應，提升身體、精神與心靈的健康。（美國園藝治療學會）

動提供符合主人需求及喜好的建議。如偵測到主人長時間坐在沙發上看電視時會主動提議出去散散步，還能夠偵測屋內氣溫，隨時注意主人的健康狀況和環境，並將這些資料還能分享給家人，讓遠端的家人即使不在長輩身邊也能掌握一切消息，幫助長者和親友聯繫情感並能積極健康地生活。

ElliQ 包含一塊觸控板和一臺小機器人，機器人外型雖然不像人類，沒有四肢和五官，卻以簡單的圓弧形狀加上臉部光點的閃爍、音調變化、遣詞用字展現情感和個性，與豐富的肢體語言和一流的幽默感，讓 ElliQ 有著似人類情感，互動起來自然、可愛有趣。

● 盆栽型機器人 —— Tessa

Tinybots 能掌握失智症照顧者在陪伴上的痛點，結合近年來熱門的園藝治療（Horticultural therapy），依照失智者的特質，

設計出一款能夠協助其管理生活的學習性機器
盆栽 Tessa。Tessa 成功排除了使用者討厭被照
顧者監控的情境，並同時創造機器人既可愛又
親近的外表形象，讓使用者增加使用意願，在
操作上只需藉由手機畫面的簡單選項，輸入相
關參考資料及選擇所要進行的功能，便能提供
失智者口頭提醒、建議活動、播放個人音樂，
家人也可以透過一個簡單的應用程式安排提醒
和向機器人發送資訊。

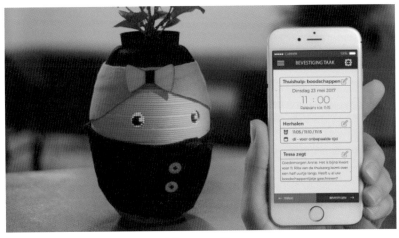

圖 2-17　Tessa

（圖片來源：https://www.seinsights.asia/article/8416）

影音資料↑
《*Tinybots-Intro-
ducing Tessa*》

2.3.4　問安系統

　　隨著高齡海嘯及少子化的問題來臨，家屬
因工作忙碌而無法陪伴於年長者身旁，加上獨
居及寡居的比例日益上升，家中的年長者可能
整天處於無人關心的情形。為了有效幫助家屬

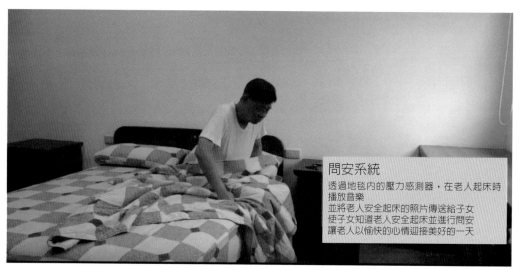

問安系統

透過地毯內的壓力感測器，在老人起床時播放音樂
並將老人安全起床的照片傳送給子女
使子女知道老人安全起床並進行問安
讓老人以愉快的心情迎接美好的一天

（圖片來源：國立臺北護理健康大學健康照護物聯網實驗室）

　　適時關心、問候長者的生活狀況，藉由物聯網技術的導入能幫助親子間情感更加密切，也預防憾事的發生。問安系統是一套透過語音或視訊方式與年長者進行即時互動的系統，使在外工作的家屬能隨時藉由系統設計的主動關懷機制掌握長者的作息狀況。

　　系統能自動記錄長者起床的時間，並上傳至雲端資料庫，藉由系統預先設計的正常起床時間，以作為判斷長者是否發生意外狀況或通知老人還未下床之情形，進而協助年長者獨自在宅的安全，打造出關懷長者之健康照護物聯網環境。「問安系統」之設計將由「實體層：智能地墊」、「感知層：壓力感測器」、「傳輸層：WiFi、MQTT、閘道器、雲端資料庫」、「應用層：智慧型載具」四層所組成（如圖 2-18），藉由連結至 MQTT Broker 之智慧地

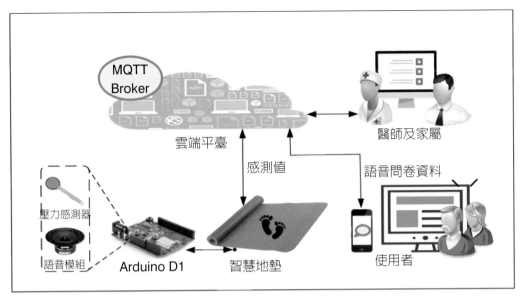

雲端平臺
MQTT Broker
醫師及家屬
感測值
語音問卷資料
壓力感測器
語音模組
Arduino D1
智慧地墊
使用者

圖 2-18　系統環境圖

　　墊偵測長者的作息狀況，並推播給遠端家屬能適時打電話問候長者的身體狀況，此外，系統加入溫馨關懷的設計，在長者下床時自動播放喜歡的音樂，同時將長者下床資訊上傳至雲端資料庫執行後續數據長期追蹤及分析以供專業醫療人員根據視覺化圖表了解當前的作息狀況是否正常，進而給予建議。

　　如圖 2-19，為此物聯網實例「問安系統」之系統流程圖，系統將判斷居家長者是否起床，並於居家長者踩下智慧地墊時，透過 M2M 之 MQTT 數據傳輸方式發送指令至 MQTT Broker，而 Arduino 板接收到使用者發出的傳輸指令後，將開始播放音樂，並藉由 CCG 鏡頭拍攝照片發送給預先設定好的聯絡人 Email，

←微電影《子女的擔心》

健康照護物聯網實
驗室展示影片→

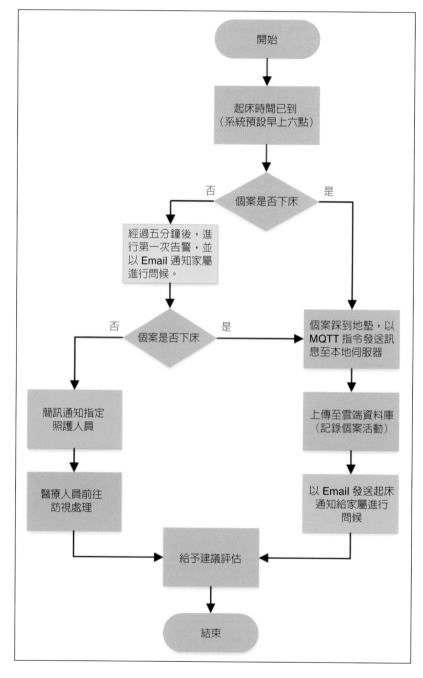

🛜 圖 2-19 系統流程圖

讓工作忙碌的家屬放心。若長者於平時正常起床時段仍遲遲未下床，則將進行第一次警告，通知家屬長者尚未起床，應打電話關心問候（如圖 2-19 黃色部分），若系統再次判斷居家長者尚未起床，將以簡訊通知指定的照護醫療人員前往關心與處理（如圖 2-19 橘色部分）。

2.3.5　健康照護的眾籌平臺

創業，對許多沒有經驗的人來說，跨出這一步就像打開一個未知世界的門，會惶恐、害怕、躊躇不敢往前。如何花費最少成本來成就最大的行銷效果，也就是資金怎麼來？行銷管道在哪裡？

很幸運地現在有了群眾募資（Crowd Funding）網站，募資網站購物成為一種新的創業及消費模式，人們可以在平臺上創業募資，也能在平臺上買東西、贊助別人創業。目前大部分的新創公司會使用群眾募資平臺達到行銷曝光的目的，在商品化前即蒐集好用戶意見，運用群眾力量讓夢想成真。

隨著國外群眾募資龍頭 Kickstarter 在 2017 年宣布平臺上的募資總額已突破 10 億美元，育成超過 8800 個創業公司、非營利組織，也意味著有越來越多人願意支持創新的想法與產品。

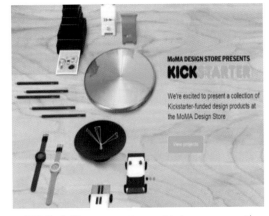

（圖片來源：https://www.kickstarter.com/）

Kickstarter 是美國最大的募資平臺，於 2009 年正式上線，Kickstarter 提供所有有夢想的人圓夢，使大家互相媒合的管道，透過更實際的「實體捐助」方式實現夢想。舉凡藝術、音樂、電影、設計、科技等各種領域，只要提出專案加上打動人心的文字與吸睛的宣傳影片，透過群眾的力量來實現夢想。以下讓我們來看看有哪些成功的案例：

• 健康與時尚兼具的 BACKPAIX

「創造商品黏著度，串聯傳統 + 新創商機」正是一款募資三天就達標，甚至籌握到 2 倍募資的背包。看中現在人對健康與休閒活動的重視，愈來愈多人喜歡騎乘單車。設計者設計一款兼具實用與時尚的後背包，並透過募資平臺將其雛型推廣出去，同時也獲得 DigitalTrends、TheVerge、WIRED 國際媒體撰文稱讚這是「屬於未來的背包！」這樣的行銷方式也實際利用無形的網路將理想落實了。

BACKPAIX 每個背包嵌入圓形的智慧徽章（Smart Badge）這是一個可拆式的 LCD 徽章（如圖 2-20），搭載感測器及顯示器的聯網技術，可以讀取周遭溫度、空汙指數、還能當喇叭播放音樂，甚至變身成單車方向燈，或肩帶安裝 GoPro 做相機行動影像紀錄器。BACKPAIX 的特色就是有個智慧徽章系統，此系統透過藍牙連結，可以自訂符號模式，讓你

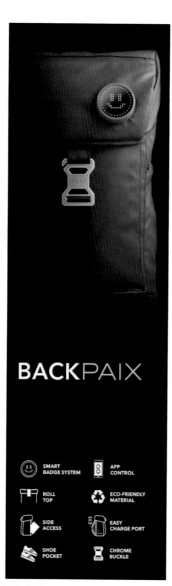

（圖片來源：https://searchingc.com/collections/backpaix/）

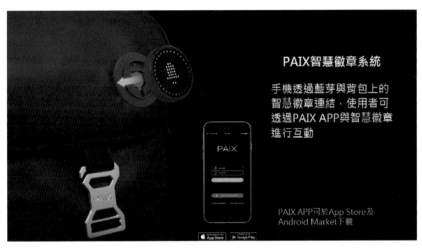

📶 圖 2-20　智慧徽章

（圖片來源：https://24h.pchome.com.tw/prod/QAAL1Y-A9008L9T7）

的心情、微笑、眼淚隨著騎乘身影穿梭大街小巷。智慧徽章內建「防遺失，地理圍欄提醒」系統，再也不怕背包常常不見。

也能夠過專屬 APP，選擇多種模式，包括：防盜模式、車手模式（如圖 2-21、2-22）。車手模式，搭配 PAIX 遠端遙控器，是世界首款可打方向燈的智慧背包，透過藍牙與手機連線，每一位騎士都能從單車龍頭，直接遙控智慧徽章的燈號，確保騎士於城市漫遊時的安全。

• 智能餐具 HAPIfork 把關你的進食速度

你是否吃飯吃很快呢？當我們很餓的時候常是狼吞虎嚥的，但你知道暴飲暴食的問題對消化系統是很大的負擔嗎？現在有一款智能叉子能替你養成健康的飲食習慣。HAPIfork 能以無線傳輸記錄使用者用餐時的進食速度，並透過震動及閃爍警示燈來提醒使用者進食速度是

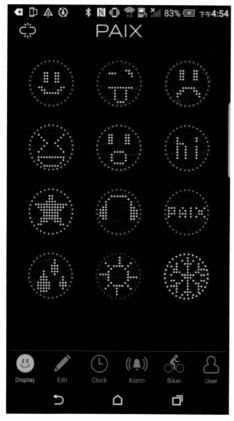

圖 2-21　APP 主畫面

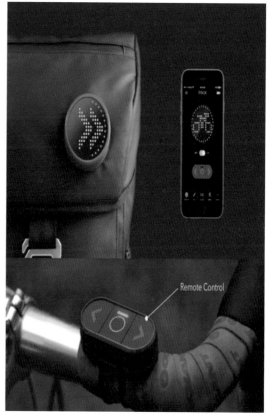

圖 2-22　APP 車手模式

（圖片來源：https://www.kickstarter.com/projects/paix/backpaix-stylish-versatile-the-best-backpack-for-c?ref=nav_search&result=project&term=BACKPAIX）

←影音連結《BACKPAIX》

更多詳細說明，
請掃描→

否過快，避免吃太快而造成身體上的負擔以及消化方面的問題。目前已籌資 13 萬美金，也正式在 HAPIfork.com 網站上販售，售價99美金。

HAPIfork 智慧叉子不僅可以協助健康或

亞健康的民眾，對於長期照護需求者亦是種代償性輔助，因爲對於有吞嚥困難或吞嚥障礙對象而言，吞嚥速度過快甚至會導致生命的威脅。吞嚥障礙是指舉凡因爲構造、功能、心因性的起因，而造成進食、咀嚼、吞嚥過程中的任一環節，無法吞嚥、營養攝取不足、引發嗆咳，造成體重下降、吸入性肺炎、營養不良等後果，都屬於吞嚥障礙的範疇，引起吞嚥困難的原因眾多常見的像是老化、中風、神經性疾病、頭部外傷、認知功能障礙、頭頸部癌症等。在臺灣的長照 2.0 的服務項目「進食及吞嚥照護服務」更是突顯吞嚥障礙在長期照護的重要程度，這項服務主要是由語言治療師會依據醫師的吞嚥儀器檢查及評估的結果，爲患者擬訂適當的吞嚥治療計畫，以建立最佳的吞嚥狀況，目標是盡可能維持患者由口進食，且維持多樣化的進食種類及足夠的水分攝取前提下，避免產生併發症。臨床常見的吞嚥治療方法有三種：代償性吞嚥技巧、吞嚥復健、使用吞嚥治療儀器輔助。其中，代償性吞嚥技巧的目的是爲減緩或去除患者的吞嚥障礙症狀，常用的技巧包括改變姿勢、加強感覺刺激、調整食糰大小、控制進食速度等。

HAPIfork 技術

　　HAPIfork 內建電容式感測器、震動馬達、鋰電池以及藍牙模組（如圖 2-23），使用者進

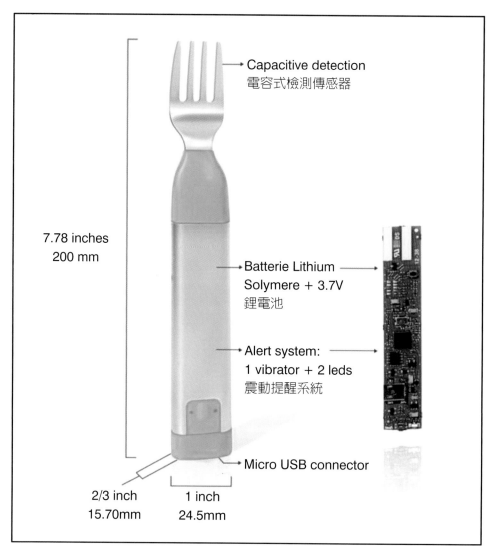

7.78 inches
200 mm

Capacitive detection
電容式檢測傳感器

Batterie Lithium
Solymere + 3.7V
鋰電池

Alert system:
1 vibrator + 2 leds
震動提醒系統

Micro USB connector

2/3 inch
15.70mm

1 inch
24.5mm

圖 2-23　HAPIfork 內部元件

影音連結 ↑
《*HAPIfork: eat slowly, feel better*》

食時，將 HAPIfork 放入嘴中，HAPIfork 前端的電容式感測器會關閉電路，以計算使用者一餐進食的次數以及間隔時間，預設之健康間隔時間為 10 秒，若使用者進食速度快於 10 秒，HAPIfork 會震動並閃燈警示。同時若使用者將 HAPIfork 藍牙連結至手機應用程式，則應用程式會即時顯示及警示使用者的用餐速度，以達到提醒使用者用健康的速度進食的目的（如圖 2-24）。也可以藉由 Micro USB 連接至電腦，將數據上傳做成用餐資料庫，分析使用者的用餐資訊，包含平均用餐時間、平均用餐進食次數、平均間隔時間以及健康用餐速度達成率等。HAPIfork 的連接方式只需要 5 個步驟，首先須下載 HAPI 連結軟體至電腦，接著參考 HAPIfork 操作手冊，第 3 步在電腦上接上 USB 埠，第 4 步登入 HAPI 連結軟體並同步 HAPIfork，最後則是到 Play 商店或 APP Store 下載 HAPIfork 應用程式就可以即時追蹤用餐情況。連結成功後就可以在 APP 上看到特定叉子的 ID（如圖 2-25）。除了 APP 端能觀看所有紀錄外，HAPIfork 也提供平臺讓使用者查看所有飲食紀錄（如圖 2-26），包含用餐時間、成功進食的比率以及進食過快的比率等等，透過圖表化的呈現使用者即能對於自己的飲食情況一目了然，更能進行有效的自我管理。

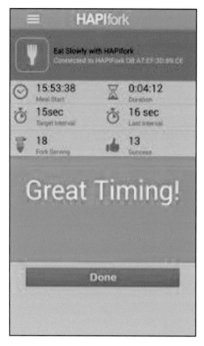 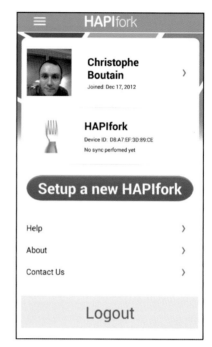

☁ 圖 2-24　APP 進食速度完美畫面　　☁ 圖 2-25　叉子與 APP 連結畫面

（圖片來源：https://www.hapilabs.com/product/hapifork）

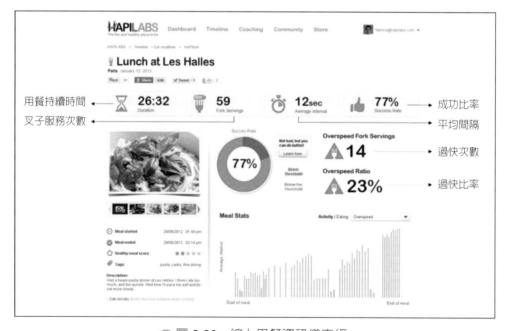

☁ 圖 2-26　線上用餐資訊儀表板

（圖片來源：https://www.kickstarter.com/projects/1273668931/hapifork-the-smart-fork-that-tracks-your-eating-ha-0）

➕ 知識補充站

1. 健康的定義

　　健康是指身體（生理）、精神（心理）及社會（社交）處於一種完全安寧的狀態，而不僅是沒有疾病或殘障發生而已 [1]。此定義的文獻資料出處為：1946 年 6 月 19 日至 7 月 22 日在紐約召開的國際衛生會議通過、61 個國家代表於 1946 年 7 月 22 日簽署《世界衛生組織正式記錄》第 2 號第 100 頁），並於 1948 年 4 月 7 日生效的世界衛生組織《組織法》的序言。對人類而言，健康是指個人或群體面臨生理、心理或社會的挑戰時，適應及自我管理的能力 [2]。

2. 衰落的定義

　　國際健康功能與身心障礙分類（International Classification of Functioning, Disability, and Health, ICF）將殘疾定義為損傷、活動限制和參與限制的總稱。**殘疾是指身體或心智的機能的全部或局部喪失；全部或局部失去其身體任何部分；其體內存在可引致疾病的有機體（如愛滋病病毒）。有時候身體部分機能失常、畸形或損毀，或影響對現實情況的理解、情緒或判斷，或導致行為紊亂的失調或疾病、學習困難等也視為殘疾 [3]。**

　　根據世界衛生組織估計，超過 10 億人，約相當於世界人口的 15%，忍受著某種形式的殘疾。15 歲及以上的人群中，1.1 億（2.2%）至 1.9 億（3.8%）人有很嚴重的功能性障礙。另外，部分由於人口高齡化和慢性疾病的增長，殘疾率正在不斷增長，某些伴有殘疾的病症導致不良健康，並帶來大量的衛生保健需求。但是，所有殘疾人與其他所有人都有相同的一般醫療保健需求，因此需要獲得主流醫療保健服務。《聯合國殘疾人權利公約》（United Nations Convention on the Rights of Persons with Disabilities, CRPD）第 25 條加強了對殘疾人士不受歧視，獲得最高衛生保健標準的權利 [4]。

3. 老化指數與扶養比

- 老年人口＝ 65 歲以上人口；青壯年人口＝ 15～64 歲人口；幼年人口＝ 0～14 歲人口
- 扶養比＝（幼年人口＋老年人口）÷ 青壯年人口 ×100
- 扶老比＝老年人口 ÷ 青壯年人口 ×100
- 年齡中位數：代表總人口中，有一半的人年齡高於此指標，另一半的人年齡低於此指標 [5]

[1] WHO, *What is the WHO definition of health?* Retrieved from: http://www.who.int/suggestions/faq/zh/index.html.

[2] Huber M, Knottnerus JA, Green, L., van der Horst H, Jadad AR, Kromhout D, Smid H. BMJ 2011; 343 (d4163), Retrieved from: http://savenhshomeopathy.org/wp-content/uploads/2012/09/Huber-Definition-Health-BMJ-21.pdf

[3] 香港《殘疾歧視條例》

[4] WHO(2018), Disability and health, Retrieved from:https://www.who.int/zh/news-room/fact-sheets/detail/disability-and-health

[5] 國家發展委員會「中華民國人口推估（2018 至 2065 年）」報告中推估結果。

練❖習❖題

1. 依據世界衛生組織（World Health Organization, WHO）的定義，65 歲以上人口稱為高齡者，當高齡人口達全國總人口數多少百分比以上稱為「高齡社會」？

    (A) 7%

    (B) 14%

    (C) 20%

    (D) 25%

2. 下列何者非三高指標？

    (A) 高血壓

    (B) 高血鉀

    (C) 高血脂

    (D) 高血糖

3. 下列何種非生理訊號（Vital signs）？

    (A) 年齡

    (B) 血壓

    (C) 脈搏

    (D) 體溫

4. 有關於 MQTT（Message Queuing Telemetry Transport）的敘述，下列何者有誤？參自第 71 頁

    (A) 是一種機器對客戶（M2C）的通訊協議

    (B) Facebook Messanger 是以此技術作為訊息的傳輸

(C) 擁有體積小、功耗低、封包最小化的優

點

(D) 可支援一對一以及一對多

5. 通信傳輸技術中，是以下列哪一種技術進行

資料傳遞？

　(A) C2C

　(B) B2C

　(C) B2B

　(D) M2M

6. 下列何者非無線通訊協定？

　(A) WiFi

　(B) zigbee

　(C) Bluetooth

　(D) M2M

7. 楊伯伯在空腹 8 小時後，測量的各項數值

如下，SBP:141mmHg、DBP:95mmHg、

FBG:130mg/dl、TG:150mg/dl，請問楊伯伯

可能患有那些疾病？參自第 61 頁

　(A) 第一期高血壓、T2D

　(B) 第二期高血壓、T2D

　(C) 高血壓前期、高血脂

　(D) 高血壓前期、低血脂

參❖考❖資❖料

1. United Nations. *World Population Prospects 2019: Highlights.* Economic and Social Affairs,

Editor. 2019: New York, p. 1-46.

2. United Nations. *World Population Prospects 2019: Data Booklet*, Economic and Social Affairs, Editor. 2019. p. 1-28.

3. 國家發展委員會，*人口推估 —— 國際比較*，https://www.ndc.gov.tw/Content_List. aspx?n=6EA756F006B2A924.

4. 中華民國內政部統計處，*107 年第 15 週內政統計通報_高齡社會*，2018, p. 1-4.

5. 國發會人力發展處，*中華民國人口推估（2018 至 2065 年）*，2018, p. 142-145.

6. World Health Organization. *Official Records of the World Health Organization*, in *summary report on proceedings minutes and final acts of the international health conference*. 1948: New York, p. 100.

7. Fuxia Xie Guolin Li, Siyu Yan, Xiaofei Hu, Bo Jin,Jun Wang,Jinfeng Wu,Dazhong Yin,Qingji Xie. *Subhealth: definition, criteria for diagnosis and potential prevalence in the central region of China.* BMC Public Health. 2013, 13: p. 446.

8. 高齡健康與長期照護知識網，*如何定義 65 歲以上衰弱老人？*\http://elderhealthcare. ntunhs.edu.tw/tab/540/id/64.

9. 衛生福利部長期照顧司，*長期照顧服務法*，in *1*，行政院，Editor. 2019.

10. Irene J Higginson Elizabeth Davies. *PALLIATIVE CARE*. World Health Organization. 2004, p. 35.

11. World Health Organization. *The Ottawa Charter for Health Promotion*. 1986.

12. 行政院，*高齡化社會與長照*，建設國家 5 大施政目標，https://www.ey.gov.tw/Goals/21414BC45091938C.

13. World Health Organization. *Integrated chronic disease prevention and control*. https://www.who.int/chp/about/integrated_cd/en/.

14. 衛生福利部統計處，*107 年國人死因統計結果*，2019, p. 1-13.

15. 國民健康署，*慢性病盛行率*，2019，衛生福利部。

16. International Diabetes Federation. *IDF Diabetes Atlas 8th Edition 2017 Global fact sheet*. 2017. https://www.idf.org/aboutdiabetes/what-is-diabetes/facts-figures.html.

17. Guy RH Sieg A, Delgado-Charro MB. *Noninvasive and minimally invasive methods for transdermal glucose monitoring*. Diabetes Technol Ther. 2005, 7(1): p. 174-197.

18. Glenn Thomas. *Global health workforce shortage to reach 12.9 million in coming decades*, in *WHO News*. 2013, World Health

Organization.

19. International Federation of Robotics. *Service robots-global sales value up 39 percent.* 2018 [cited 2019; https://www.ifr.org/ifr-press-releases/news/service-robots-global-sales-value-up-39-percent.

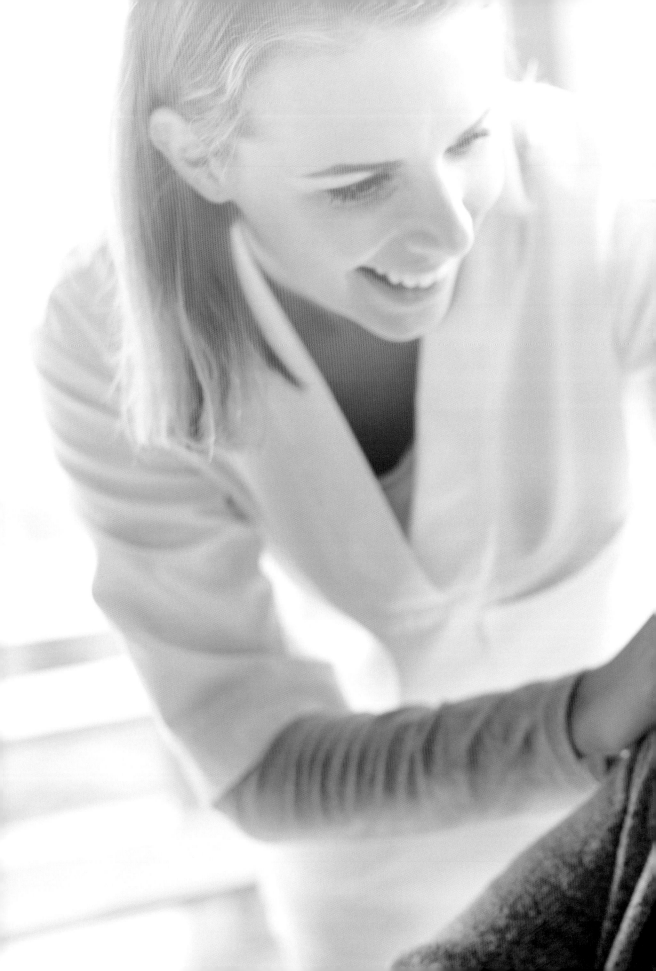

3 長期照顧服務與物聯網應用

透過本章你將會學習到：

1. 了解長期照顧的定義。

2. 認識長期照顧服務體系。

3. 了解物聯網支持長照服務，從機構到社區再到居家一連串的服務模式。

3.1　長期照顧緒論

　　長期照顧（Long-term care, LTC）是指對具有長期功能失調或困難的人，提供一段持續性的協助對失能者配合其功能或自我照顧能力所提供之不同程度的照顧措施，使其能促進健康和預防疾病與併發症，並保有自尊自主及獨立性或享有品質的生活，長期照護是改善或恢復某些功能所必須的服務，包含：協助降低功能障礙的各種專業服務、日常生活活動的照顧、環境改善方案 [1]。廣義定義長照之服務對象包含所有年齡組織人口，身心障礙者及罹患慢性病者均為服務對象 [2]。根據衛生福利部的推估資料顯示（如圖 3-1），預計 2020 年有 64 萬人至 2026 年增加至 74 萬之多，多增加 10 萬多

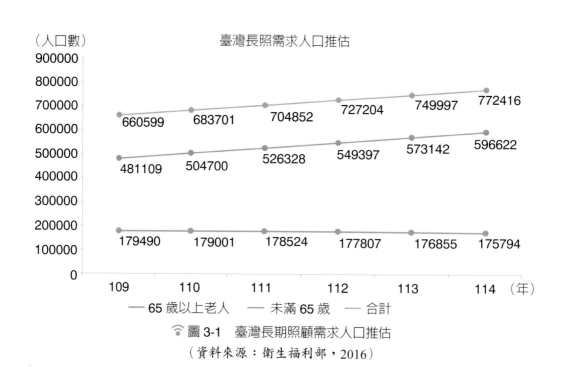

圖 3-1　臺灣長期照顧需求人口推估
（資料來源：衛生福利部，2016）

的長照人口，而且是呈現逐年增加的情況，這也更加凸顯建構完善的照顧服務體系來因應龐大需求的重要性 [3]。

3.1.1　失能定義

失能（Disabilities）是一個總括性術語，包含損傷、活動限制與參與限制。損傷是指身體功能或結構的問題；活動限制是個人在執行任務或行動時遇到的困難；參與限制是個人參與生活狀況所遇到的問題 [4]。對於長期照顧的需求，通常以下列三類功能損傷程度做為評估依據：(1) 日常生活活動功能（Activities of Daily Living, ADL），指在日常生活普遍會進行的活動，包含表現自我照顧、工作、家庭雜務及休閒娛樂的任何日常活動，如進食、移位、室內走動、穿衣、洗澡、上廁所等（如表 3-1）；(2) 工具性日常生活活動功能（Instrumental Activities of Daily Living, IADL），為 1969 年 Lawton 和 Brody 學者研發，用來評估個案維持獨立自主能力，較一般個人自我照顧需求來得複雜。如做家事、清洗、烹飪、洗衣、購物、理財、室外行動等（如表 3-2）；(3) 認知功能（Cognition function），包含記憶、定向感、計算力、抽象、判斷力、語言能力。總括來說，吃飯、上下床、更換衣服、上廁所、洗澡、室內外走動等日常生活功能，或是煮飯、打掃、

洗衣服等工具性日常生活活動功能受損，以及認知功能障礙等，以致需要由他人提供照顧服務者，都是長照的對象。目前長照是按失能／失智程度，由輕至重共分為 1～8 級（由長期照顧管理中心判定），第 1 級沒有給付額度，第 2～8 級則是按等級給付不同的額度。

📶 表 3-1　ADLs 分數等級（臺灣長期照護專業協會）

等級	分數
完全依賴	0～20
嚴重依賴	21～60
中度依賴	61～90
輕度依賴	91～99
功能獨立	100

📶 表 3-2　IADLs 分數等級（Lawton, M. P.,& Brody, E.）

每一個項目計分方式為二分法，即 1 分或 0 分，滿分為 8 分。喪失功能項目的多寡，可幫助區分功能障礙的輕重程度，評估的結果愈接近滿分則表示老年人功能愈獨立。

3.1.2　長期照顧服務資源

依照長期照顧服務法第一章總則定義，長期照顧（簡稱長照）系指身心失能持續已達或預期達六個月以上者，依其個人或其照顧者之需要，所提供之生活支持、協助、社會參與、照顧及相關之醫護服務 [5]。行政院在 2007 年核定了「長期照護十年計畫」，其目標為「建構完整之我國長期照顧體系，保障身心功能障

礙者能獲得適切的服務，增進獨立生活能力，
提升生活品質，以維持尊嚴與自主」[6]，主
要服務對象以 65 歲以上老人、55 歲以上山地
原住民、身心障礙者和僅工具性日常生活活
動失能且獨居之老人四類失能者為主 [7]，並
於 2016 年底核定「長期照護十年計畫 2.0」，
旨在實現在地老化，提供從支持家庭、居家、
社區到住宿式照顧之多元連續服務，以普及照
顧服務體系，並建立以社區為基礎之照顧型社
區，期望能提升長期照顧需求者與照顧者之生
活品質，更將服務對象擴大納入 50 歲以上輕度
失智症者、未滿 50 歲失能身心障礙者，65 歲
以上衰弱老人，及 55～64 歲失能原住民等 [3]，
詳細的長照歷史發展如圖 3-2。

目前臺灣長期照護體系可以依據照顧服務

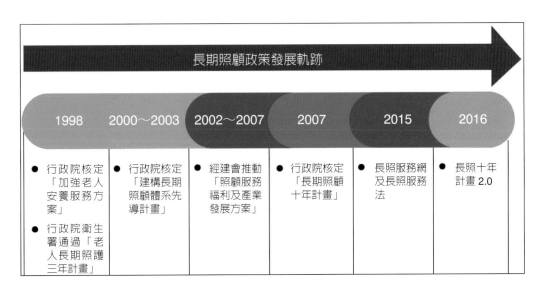

圖 3-2　長期照顧政策發展軌跡

（圖片來源：https://1966.gov.tw/LTC/cp-3635-42393-201.html）

資源類型分為機構式、社區式與居家式三種模式（如圖 3-3），機構式照護其受照顧者的居住地點是在特定的機構，並且能夠給予全天候的生活機能服務 [8]；社區式照護模式介於居家式與機構式之間，即為服務的對象尚可居住在家中，或安排一個像家的環境。通常此類服務的提供者是由機構負責 [9]，例如家庭托顧或日間照護中心；居家式照護主要為透過專業護理人員至病患住家給予服務，希望受照顧者可以在家中保持最佳的運作功能，其提供服務之項目包含直接醫療照顧、更換相關管路或居家復健等。

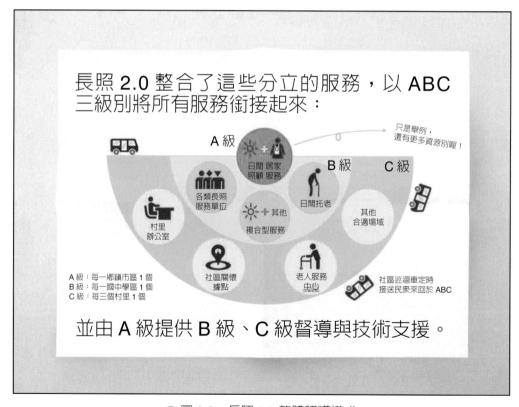

🛜 圖 3-3　長照 2.0 整體照護模式

（圖片來源：https://www.slideshare.net/ROC-MOHW/20-64725338）

　　為落實在地老化的政策目標，建構以社區為基礎之整合式服務體系，讓民眾獲得更便利與多元的服務，如表 3-3 目前政府積極以培植「社區整合型服務中心（A 級）」，擴充「複合型服務中心（B 級）」並廣布「巷弄長照站（C 級）」為原則。A 級長照旗艦店（每一個鄉鎮市區至少 1 個），主要負責建立在地化服務輸送體系，整合 B、C 級資源，連結照顧服務資源，提升區域服務能量，開創當地需要的各項長期照顧服務項目；B 級長照專賣店（每個國中學區至少 1 個），提升社區服務量能，增加民眾獲得多元服務；C 級長照柑仔店（每 3 個村里布建 1 處），提供具便利性的照顧服務及喘息服務（臨托服務）、營養餐飲服務（共餐

表 3-3　社區整體照顧服務體系（資料來源：衛生福利部，截至 2019 年 10 月）

推動策略	分布原則	服務功能	據點數量
A 級社區整合型服務中心（長照旗艦店）	每一個鄉鎮市區至少 1 個	1. 提供 3 項以上長照服務（包含日間照顧及居家式服務） 2. 依該區域長期照顧管理中心研擬之照顧計畫，進行協調連結照顧服務資源 3. 提升區域服務能量，開創當地需要但尚未發展的各項長期照顧服務項目 4. 資訊提供與宣導	582
B 級複合型服務中心（複合型服務中心）	每個國中學區至少 1 個	1. 至少提供 2 項長照服務 2. 扶植 C 級單位發揮照顧功能，提供督導、支持與專業技術支持	4441
C 級巷弄長照站（長照柑仔店）	每 3 個村里布建 1 處	1. 預防失能或延緩失能惡化服務 2. 短時數照顧服務或喘息服務（臨托服務） 3. 營養餐飲服務（共餐或送餐）	2455

或送餐）、預防失能或延緩失能惡化服務。

隨著高齡化社會與少子化浪潮來臨，青壯年人口已無法負擔龐大的照護責任，除了政府積極推動相關政策因應外，運用創新資訊科技在長期照護的生活中扮演非常重要的角色，不僅能提供高齡長輩們多層級連續性照顧服務，以及具有多元的、連續的、創新的銀髮族輔具產品，來滿足被服務長輩社會支持、休閒、交誼等需求，使長者們擁有自尊的照護與安全無虞的長期照顧居住品質，同時減少照護者的照護壓力。

未來衛福部將規劃「長照 2.0 升級版」，來強化住宿型機構照顧服務。蔡總統在 2019 年「居家失能個案家庭醫師照顧方案」記者會中強調，從「建立一優質、平價、普及的長照體系」的「長照 2.0」，跨越到「建立平價的機構式照顧體系」的「長照 3.0」搭配「獎助布建住宿型長照機構公共化資源計畫」，在未來五年內投入 50 億元，在全臺 88 個資源不足的鄉鎮，興建住宿式長照機構，以滿足重度失能有住宿型的需求。

3.2 機構式服務介紹

根據長期照顧服務法第 9 條，機構式服務指的是以受照顧者入住之方式，提供全時照顧或夜間住宿等之服務 [5]。老年人居住在機構

中，機構內的專業照護人員會爲失能的老人提供高密度的服務，包含一切生活起居，凡因爲老化造成身心功能障礙、日常生活依賴度高、家庭照顧資源缺乏皆屬於照顧範圍，此類服務可以減輕家屬在體力與精神上的負擔。機構式長期照護服務可細分爲：安養型、養護型、長期照護型、失智照顧型機構、護理之家，詳如表 3-4。在法規調整上，衛生福利部於 2018 年

> 機構設立標準：各級政府設立及辦理財團法人登記之長期照顧機構或安養機構，其設立規模爲收容老人五十人以上、二百人以下爲限。小型長期照顧機構或安養機構，其設立規模爲收容老人五人以上、未滿五十人。（老人福利機構設立標準）

表 3-4　機構式服務比較表（本書彙整）

類型	服務對象
安養型機構	1. 對象：安養機構爲想要自費入住的高齡者或有長照必要的獨居高齡者 2. 收容無重大疾病，生活可自理的老人，並提供基本保健服務、運動休閒空間及醫護通報系統的環境，但無法行使醫療行爲 3. 隨時保持至少一位護理人員值班 4. 接受可生活自理者無插管且沒失智的長輩
養護型機構	1. 對象：無法自主生活但不需要專門看護服務的 65 歲以上高齡者 2. 收容有意識但需要協助生活行爲的老人，現在也有養護中心會提供場所讓老人做復健活動及休閒康樂 3. 隨時保持至少一位護理人員值班，且每二十床應有一位護理人員 4. 無法服務插 3 管的患者（氣切管），可服務至插 2 管的患者，沒使用或只使用 1 管也可服務
長期照護型機構	1. 對象：有慢性病且有長期醫療服務需求的 65 歲以上高齡者 2. 與護理之家不同之處是設立之負責人非護理人員 3. 每十五床至少應有一位護理人員，且 24 小時均應有護理人員值班 4. 可服務至插 3 管的患者，沒使用或只使用 1～2 管也可服務（3 管指的是鼻胃管、導尿管、氣切管）
失智照顧型機構	1. 對象：以神經科、精神科等專科醫師診斷爲失智症中度以上、具行動能力 2. 有專業的護理人員協助身體評估、護理服務；照顧服務員提供日常生活協助；還有社工師、職能治療師等提供相關的福利資源與復健服務
護理之家	1. 對象：無年齡限制，主要收容有護理需求的民衆 2. 爲日常生活上需協助、或有管路（尿管、鼻胃管、氣切管）之病患，原則上以出院後有持續性護理照護需求者爲主

評鑑等第標準及評等原則

優等：經評定成績在 90 分以上者；甲等：經評定成績在 80 分以上，未滿 90 分者；乙等：經評定成績在 70 分以上，未滿 80 分者；丙等：經評定成績在 60 分以上，未滿 70 分者；丁等：經評定成績未滿 60 分者。

（109 年度老人福利機構評鑑作業手冊）

宏控（macro control）：在計算機科學中，是一種規則或模式，它指定如何根據定義的過程將某個輸入序列映射到一個替換輸出序列。簡單來說，就是向電腦發出的可產生一系列指令的一個指令，使電腦完成某一項工作。（ISO 639 macrolanguage & Cambridge Dictionary）

1 月 31 日正式推行〈長期照顧服務機構法人條例〉為長期照顧法重要配套法律，讓我國長照產業發展可以更加健全，也邁入了新的里程碑。長照機構法人包含「長照機構財團法人」與「長照機構社團法人」兩類 [10]，推行長期照顧服務法時，原本就希望整合護理之家、身心障礙福利機構與老人福利機構等各式住宿式長照機構，在這樣的基礎上，往後只有財團法人、社團法人可以成立住宿式長照機構，這項條例也促使住宿式長照機構財務更透明化，並提升公益性。

3.2.1　宏控系統智慧型窗戶

高齡化社會來臨，如何提供老人智能、安全與關懷的居家環境已成重要議題；隨著 IT 技術、智能設備及網路的精進，透過物聯網技術提升老人居家生活安全與品質時代已來臨。2018 年北市某一護理之家發生一起火災意外，造成 9 人死亡、10 人重傷、6 人輕傷的嚴重情形，經調查了解起火點源自某一病房之電動床設備及其他儀器，該護理之家於上個月的設備、防火管理、危險物品檢查都合格，且當時火災發生也符合規定之醫護人力的配置，造成火災擴大的主要原因是人員疏散起火病房的病患後並無關妥房門，導致火煙竄出延燒至其他空間。而院內病患大多皆臥病在床無法自行逃

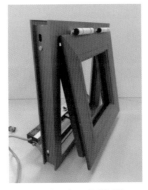
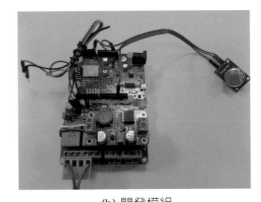

(a) 窗戶開啓狀態　　　　　　　　(b) 開發模組

🛜 圖 3-4　智慧型窗戶 (a) 窗戶開啓狀態 (b) 開發模組

（圖片來源：健康照護物聯網實驗室）

生，再加上排煙設備並無有效啓動，導致濃煙吸取過多造成嗆傷 [11]。

　　此物聯網實例「宏控系統智慧型窗戶」是由國立臺北護理健康大學健康照護物聯網實驗室開發，此設計由感知層——煙霧感測器、溫溼度感測器，傳輸層——WiFi、MQTT 通訊協定、閘道器、雲端資料庫，應用層——智慧型載具三層所組成，主要讓遠方使用者能透過智慧型載具利用 MQTT 之傳輸方式立即對窗戶進行控制，以達到遠端控制的效果，同時也可將感測器與之結合即能智能的根據環境狀況控制窗戶。當火災情況發生時，智慧型窗戶會自動開啓窗戶，使得濃煙能排放至室外，以避免室內人員造成嗆傷，同時延長消防人員救援的黃金時間，將意外的傷亡情況降到最低。在智慧型窗戶的電能設計上，結合太陽能充電器，就

此避免火災導致斷電而無法開啓窗戶的情形，讓智慧型窗戶能在任何時刻保持正常運作。

圖 3-5 爲系統流程圖，此系統主要包含兩種控制方式：手動／自動。第一種，使用者可在遠端透過 MQTT 之通訊協定發送控制指令至 MQTT Broker，而 Arduino 板接收到使用者發出的控制指令後，將依控制指令開啓／關閉窗戶；第二種，透過環境中布署的感測器持續偵測環境狀況並將數據傳至 MQTT Broker，而 Arduino 板接收到感測數據後，將依設定的閾值是否大於 30℃（此範例設定）自動開啓／關閉窗戶，以上兩者皆會將窗戶狀態記錄至雲端資料庫以利後續分析及處理。

3.2.2　智慧尿布偵測

面對新生兒，新手爸媽總是對於寶寶的尿布該不該更換而煩惱不已，無法捉到更換的最佳時機，太早更換過於浪費，太晚更換又容易導致寶寶得尿布疹，換尿布的時機可說是一大學問。

隨著資訊科技的進步，開始有智慧尿布感測器的出現，透過貼於尿布外的溫、溼度感應器感測尿布溼度，得知尿布的使用情況，已得知是否該更換尿布，並透過專屬 APP 以藍牙連結方式傳輸至家長的手機（如圖 3-6），讓家長可以隨時監看寶寶尿布的溫度及溼度，當寶寶

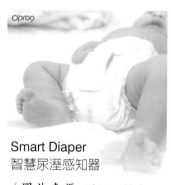

Smart Diaper
智慧尿溼感知器

（圖片來源：http://shop.opro9.com/SalePage/Index/2721459）

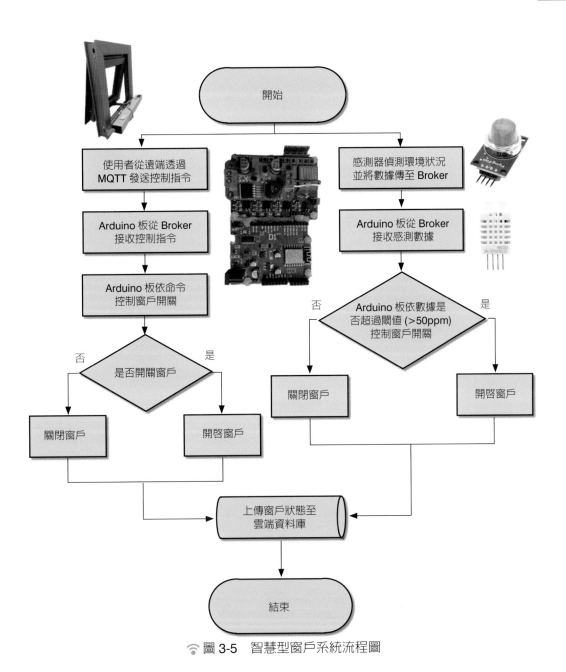

情境影片 →

🛜 圖 3-5　智慧型窗戶系統流程圖

尿尿時也會即時進行警告，讓家長不再為了該何時更換尿布而煩惱，更可以藉由長時間的紀錄得知寶寶的尿量及次數，以監測寶寶的如廁情形（如圖 3-6）。

然而在長照機構中，智慧尿溼感測器的運用更為廣泛且重要，失禁的長者需要穿著尿布，但很多自理能力退化的長者無法自行更換尿布，甚至因為失去表達能力而無法告知照護人員更換尿布的需求，在以往照護人員都須定期直接脫下尿布以目測的方式檢查長者是否需要更換，但這樣的方式會讓長者覺得個人隱私不受尊重而有所排斥。智慧尿溼感測器的介入能幫助照護人員省去照護人員一一檢視長者是

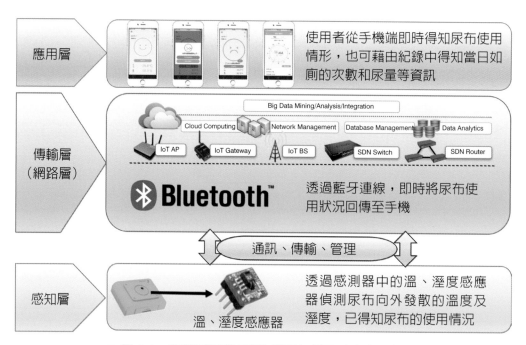

圖 3-6　智慧尿溼感知器物聯網架構圖（本書繪製）

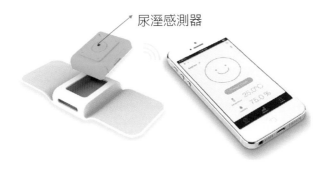

Smart Diaper
智慧尿溼感知器

圖 3-7　智慧尿布感測器

（圖片來源：http://shop.opro9.com/SalePage/ShowImageListV2?salePageId=2721459）

否如廁的時間及工作，並在不直接接觸長者的狀況下得知尿布的使用狀況，不但能即時監測並蒐集長者的如廁數據，更能讓長者保有尊嚴，也提高長者對照護人員的照顧服務接受度。

3.2.3　智慧感知床

Smart Mattress 為多功能智慧照護床墊，將褥瘡防護、三階段離床預警（跌倒預防）、睡眠健康管理功能合而為一，床墊提供舒適的感溫釋壓材質來有效防治褥瘡，並結合智慧照明，調整照明色溫，兼顧安全與舒適，提升睡眠活動感知與睡眠品質。Smart Mattress 結合物聯網與大數據開發出智慧床墊與智慧演算法，

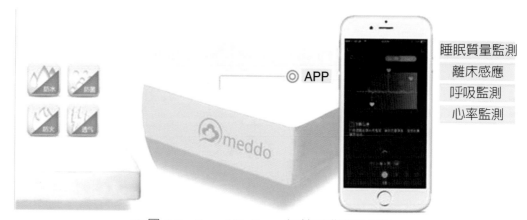

🛜 圖 3-8　Smart Mattress 智慧照護床墊 APP

（圖片來源：https://kknews.cc/tech/g8ajjxy.html）

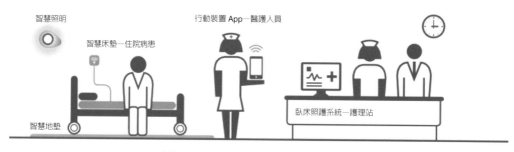

🛜 圖 3-9　Smart Mattress 應用環境圖

（圖片來源：https://www.benqbusinesssolution.com/healthcare/longtermcaremonitoring.
html）

整合床墊、地墊、室內定位系統平臺，附有臥床狀態、離床預警通報以及跌倒偵測，即時提供照護，醫護人員只需透過系統通知與手機APP 就可以即時掌握使用者的生活模式與異常事件，如圖 3-9，醫護人員可在病患下床時第一時間掌控生活作息，透過完善居家照護與健康監測功能，並傳送至臨床照護系統，有效防範跌倒與褥瘡，達到安全與舒適的環境。

3.3　社區式服務介紹

　　社區式服務指的是於社區設置一定場所及設施，提供日間照顧、家庭托顧、臨時住宿、團體家屋、小規模多機能及其他整合性等服務 [5]。這類型的服務被照護者居住於家中，當白天照顧者工作外出或有需要時受託於機構當中，這樣的喘息時間可減輕家庭照顧者的負擔，同時也讓受照護者與家庭保有原來聯繫。

表 3-5　日間照護與喘息服務比較表（資料來源：長期照顧給付及支付基準，109 年 2 月 4 日衛部顧字第 1091960012 號公告修訂）

	日間照顧	喘息服務
定義	內容包括：生活照顧、健康促進、文康休閒活動、家屬指導及諮詢服務、備餐服務。可分為全日或半日，且不同型別（1～7 型）適用長照需要等級與補助皆不相同。 1. 日間照顧（全日／半日）──第 1 型：適用長照需要等級 2 級。 2. 日間照顧（全日／半日）──第 2 型：適用長照需要等級 3 級。 3. 日間照顧（全日／半日）──第 3 型：適用長照需要等級 4 級。 4. 日間照顧（全日／半日）──第 4 型：適用長照需要等級 5 級。 5. 日間照顧（全日／半日）──第 5 型：適用長照需要等級 6 級。 6. 日間照顧（全日／半日）──第 6 型：適用長照需要等級 7 級。 7. 日間照顧（全日／半日）──第 7 型：適用長照需要等級 8 級。	提供短期照顧服務，讓家庭照顧者獲得休息。服務項目分為三種： 1. 社區喘息服務：讓長照個案到日間照顧中心、小規模多機能服務中心及巷弄長照站接受照顧，包含護理照護（日間照顧中心）、協助沐浴、進食、服藥、活動安排及交通接送服務等。 2. 居家喘息服務：提供半天 3 小時及全天 6 小時兩種不同的服務時段，照顧服務員會到家中，提供身體照顧服務，包含協助如廁、沐浴、更換衣服、口腔清潔、進食、服藥、翻身、拍背、陪同運動、上下床、被動肢體關節活動、協助使用輔具等。 3. 機構喘息服務：家庭照顧者可安排長照個案至長照住宿式機構接受短期全天照顧、停留，由機構人員提供 24 小時的照顧服務。
申請方式	可向各縣市的長期照顧管理中心詢問	
補助方式	依照各縣市之額度而有差異	

第四代行動通訊技術（The fourth genera-tion of mobile phone mobile communication technology standards, 4G）根據國際電信聯盟的定義，靜態傳輸速率達到 1Gbps，用戶在高速移動狀態下可以達到 100Mbps，就可以作為 4G 的技術之一。（國際電信聯盟）

第五代行動通訊技術（5th generation mobile communication technol-ogy standards, 5G）是新一代數位型蜂窩行動通訊技術，為 4G 的延伸。5G 規範涵蓋的頻譜範圍，從 600 和 700 MHz 到 50 GHz。（3rd Generation Partnership Project , 3GPP）

社區照護是長照 2.0 的重點，有系統的建立社區整體照顧模式，使 ABC 級互相技術支援，包含：社區復健、日間照顧、老人送餐、交通接送、喘息服務等。因此開發智慧居家服務管理系統，做好居家式、社區式等諸多服務內容功能的連結，才能讓居家服務團隊的工作更為簡便及創造更高的效益。

3.3.1 智慧社區照顧服務

衛生福利部社會及家庭署 105 年度「4G 智慧社區照顧服務計畫——智慧社區照顧北部示範場域建置計畫」，相關執行內容如圖 3-10，此計畫要點就是運用 4G 資通訊技術，整合日間照顧中心、社區照顧關懷據點與對獨居老人的相關服務，建立整合式社區照顧服務體系，提供社區銀髮族的關懷服務品質。藉由發展社區關懷據點行動，解決現行社區照顧關懷據點志工，透過人工作業模式，所造成的業務繁雜與資料整理不便的問題，提升關懷據點的工作效率，降低相關服務人員實務操作上的壓力。透過建構出可整合區域社區關懷服務資訊的資料及服務管理平臺，並與政府「智慧社區照顧服務平臺」串聯，達到完善的資料交換機制 [12]。

臺灣 4G LTE 行動網覆蓋率達 79%，全球排行第十名，加上外在環境的優勢條件，以及各式各樣的生理量測設備，經由傳輸和各式健

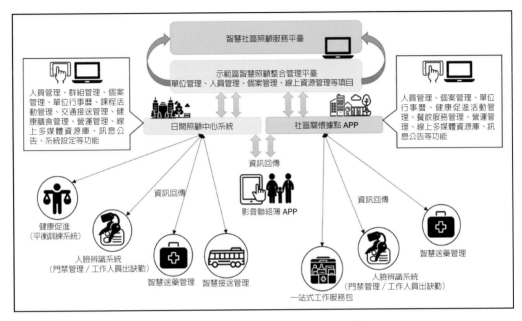

🛜 圖 3-10　智慧社區照顧服務平臺

（圖片來源：https://www.sfaa.gov.tw/SFAA/Pages/ashx/File.ashx?FilePath=~/File/Attach/8059/File_173719.pdf）

康管理 APP 串接，讓民眾取得遠距照護服務的可近性愈來愈高。2015 年衛生福利部與各縣市政府合作推動「雄才大略」計畫，在人潮密集的公共場域設置生理量測據點，鼓勵民眾下載「遠距照護一點通 APP」，藉由 APP 的資料儲存分析功能，協助民眾做好自我健康管理。2015 年全臺灣共建置 966 個社區量測據點與 1903 個居家量測據點，將近 6 萬名民眾註冊，上傳 67 萬餘筆的血壓與血糖資料。APP 除了讓民眾透過量測數據管理自身健康，當發現數據異常時，各縣市合作醫療院所能主動來電關心長者身體狀況，並同時通知緊急聯絡人，給予長者多一點關心。

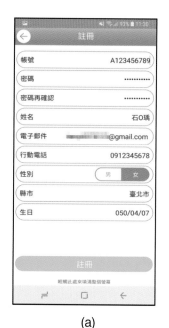
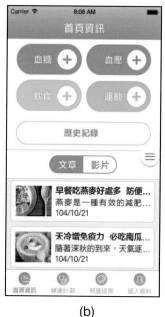
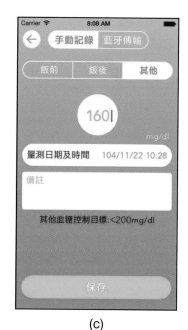

(a)　　　　　　　　　　(b)　　　　　　　　　　(c)

🛜 圖 3-11　遠距照護一點通 APP(a) 註冊畫面；(b) 首頁資訊；(c) 血糖紀錄畫面

（圖片來源：http://www2.mohwpaper.tw/inside.php?offset=1&cid=324&type=history(b)、
http://appshopper.com/healthcare-fitness/ 遠距照護一點通 20(c)）

4G 糖照計畫（糖尿病共同照護計畫）：中央健康保險局於民國 90 年 11 月推動「全民健康保險糖尿病醫療給付改善方案」試辦計畫，即以糖尿病共同照護為概念，藉由多元化的專業人員組合，包括醫師、護理師、營養師等，期望使糖尿病診療照護一致化、標準化，並在共同照護合作模式下提升患者的照護品質。（衛生福利部）

　　2016 年推動「建構智慧健康整合性糖尿病共同照護網計畫」，以既有的糖尿病共同照護網為基礎，與遠距智慧照護平臺介接。4G 糖照計畫，除了讓患者可以輸入血糖相關數值外，也可登入飲食管理、健康管理與運動管理資訊，並有定時服藥提醒、回診提醒等貼心功能，幫助糖尿病患者關心自己的健康狀態。除此之外，供醫護人員使用的專業 APP，對收案病患上傳的所有數值一目了然，若醫護人員發現病人數值異常，便能立即關心聯繫，達到遠距照顧的積極目的 [13]。

3.3.2　社區復健服務

臺灣邁入高齡社會，長照需求與日俱增之際，復健服務在長期照顧的系統中扮演相當重要的角色，主要目標是為了增進失能者獨力生活以及促進失能者重新適應生活的能力。衛生福利部於 2017 年修正發布「物理治療所設置標準」[14]，讓行動不便的民眾可在家中或社區，就近接受治療，不必特地前往醫院、診所或物理治療所，將使物理治療服務更深入社區及家庭，有效改善部分醫療機構復健時段一位難求之情形，讓更多人獲得服務。同時也給予有意願專職從事物理治療業務之物理治療師（Physical Therapists , PT）或職能治療師（Occupational Therapy, OT）或語言治療師（Speech Therapist, ST）等從業人員另一種開業型態的選擇。各專業治療師的詳細介紹如表 3-6。

現今長照 2.0 的補助標準為全額補助（免自付額）一年 12 次 [3]，一星期只能一次，但這樣的專業訓練次數對於復健者來說根本不夠，若我們能夠加入智慧輔具可使復健治療更趨向數位化與智慧化，結合雲端資料庫，亦能成為醫療人員在判斷與治療上的可靠的數據來源，達成遠端復健醫療以提供客製化的復健服務。

表 3-6　復健服務相關專業人員

物理治療師（Physical Therapists , PT）	主要工作是教導患者如何預防或控制他們的病情，以便他們獲得長期的健康益處。物理治療師使用治療技術檢查每個人並製定計畫，以促進移動，減輕疼痛，恢復功能和預防殘疾的能力。此外，物理治療師通過開發健身和健康導向的健康和更積極的生活方式，延緩退化速度。（美國物理治療協會）
職能治療師（Occupational Therapy, OT）	職能治療是可以幫助人們在整個生命週期內通過日常活動（職業）的治療用途來做他們想要和需要做的事情的職業。職能治療師是幫助患者促進健康，預防或生活更好的傷害，疾病或殘疾，使所有年齡段的人都能充分享受生活。（美國職能治療協會）
語言治療師（Speech Therapist, ST）	語言治療師致力於預防、評估、診斷和治療兒童和成人的言語、語言、社會交往、認知交往和吞嚥障礙。（美國語言聽力協會）

• 體感互動技術改變傳統復健

　　智慧輔具是指利用輔助科技（Assistive Technology）協助身心障礙者在就醫、就學、就業、就養方面克服障礙的影響，獲得公平的機會，減輕照護者負擔，提高生活自主性，提升生活品質 [15]。現在有許多復健活動結合多媒體，讓復健在遊戲中完成，更能提高復健者意願。體感互動遊戲就是一種藉由各種感測裝置來偵測身體各部位的動作，將接收到的訊號傳輸給電腦進行處理，電腦再依據訊號判斷出使用者的意圖，透過直覺性的肢體操作人機介面、音響等裝置回饋給使用者，讓使用者感受玩遊戲的樂趣。

　　體感科技的優勢是透過互動科技、空間

定位、觸覺模擬、情境感測等技術，整合擴增實境（Augmented Reality, AR）、虛擬實境（Virtual Reality, VR）、混合實境（Mixed Reality, MR）、替代實境（Substitutional Reality, SR）等創新應用，導入教育、醫療、穿戴式裝置、遊樂園、百貨公司、博物館等領域帶動產業升級轉型與新型態體驗經濟、引領龐大商機。

　　相較於傳統手部訓練（復健）大部分須依賴治療師陪伴進行物理治療，這種方式雖然有專業人員親自指導復健過程之優點，但礙於上肢關節復健機器的體積非常龐大、結構複雜，操作及維修麻煩，尤其是價格非常昂貴，通常僅會設置在醫院、診所等特定的場所，病患需花費金錢及時間至該特定的場所進行治療。加上傳統復健內容枯燥乏味以及病人配合度都會使復健的成效下降，透過體感互動技術 -Leap Motion（如圖 3-13），由專門擷取影像的感測器（灰階相機）、紅外線 LED 以及 USB 所組成，Leap Motion 可偵測範圍約 8 平方英呎，最佳感測高度約 25 毫米到 600 毫米，結合系統提供多元復健內容，復健者就能在家中操作體感遊戲進行復健，使人機互動得到更進一步的發展，提升復健者的意願，走過不平凡的復健之路。

擴增實境（Augmented Reality, AR）：是現實世界的視線圖，用戶可以在其中找到通過電腦生成的輸入增強的元素。設計師以數字內容創建輸入，從聲音到視頻，再到圖形再到 GPS 覆蓋圖等等，這些內容可以適時響應用戶環境的變化。（GregoryKipper）

虛擬實境（Virtual Reality, VR）：是一個交互式的參與性環境，可以維持許多虛擬位置的遠端用戶共享。VR 的特點是參與合成環境的感覺比對這種環境的外部觀察還要好。（Michael A.Gigante）

混合實境（Mixed Reality, MR）：是將物理世界與數字世界融合在一起的結果。混合現實是人，電腦和環境交互作用的下一個發展趨勢，它釋放了以前僅限於我們的想像力的可能性。（Microsoft）

替代實境（Substitutional Reality, SR）：是改變時間感知。首先讓使用者看到現在時間現實影像，之後隨意替換現實影像（Cinematic Reality, CR）及先前預錄現實影像，混淆大腦時間判斷。（BenjaminEckste, EvaKrappAnne, ElsässerBirgitLugrin）

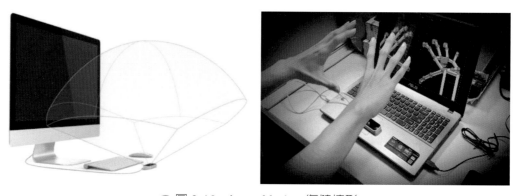

🛜 圖 3-12　Leap Motion 復健情形

（圖片來源：https://macandmecom.weebly.com/leap-motion.html）

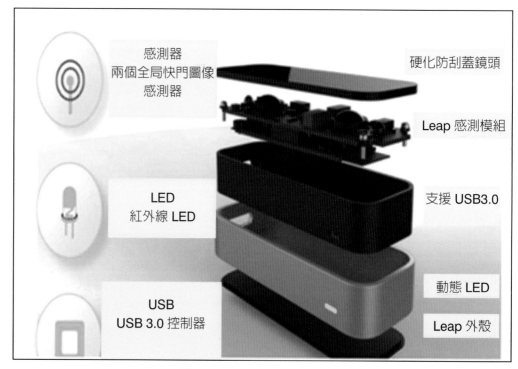

🛜 圖 3-13　Leap Motion 硬體設備

（圖片來源：https://slideplayer.com/slide/6418603/）

• Kinect 臉部復健

透過捕捉臉部表情（Emotion Recognition via Facial Expressions, ERFE）技術可應用的主

要對象像是中風患者、臉部受傷患者，系統會偵測病患臉部的不對稱性加上病患的日常生活習慣給予建議並且立刻在螢幕上顯示出來，讓患者馬上了解自己的病況。針對中風患者臉部運動的復健，依照病情不同每天約需 45 分鐘，藉由輔助生活技術改善中風患者的生活品質，鼓勵並獎賞復健者的復健過程 [16]。

　　Kinect 是由微軟開發，能夠追蹤到人體的動作、手勢、臉部姿勢，讓使用者能夠透過肢體語言來進行互動。Kinect 可以取得以下三種資訊：彩色影像（最中間鏡頭）、3D 深度影像（左右兩顆鏡頭）、紅外線發射器和紅外線 CMOS 攝影機、聲音（透過陣列式麥克風），Kinect 也支援追焦功能，底座馬達會隨著焦點人物而轉動 Kinect 方向（上下各 28 度），詳細資訊如圖 3-15。

3.3.3　失智症智慧科技照護

　　失智症（Dementia）是一種不可逆的疾病，目前尚未有藥物能夠完全治癒疾病，隨著年紀愈大盛行率愈高，根據衛生福利部委託全國失智症盛行率調查結果，65 歲以上老人失智症盛行率為 8%，失智症人口將超過 27 萬人，其中極輕度與輕度占 75%、中度與重度占 25%，40 年後更可能突破 85 萬人 [17]。在照護方面，為了防止患者發生意外照顧員需隨侍在旁，對

> 輔助生活技術（Assistive Living Technology, ALT）指資通訊科技等輔助生活科技制定神經退化性疾病／失智症患者以及其護理人員的預防、干預和護理措施。
> （歐盟聯合計畫神經退化性疾病研究）

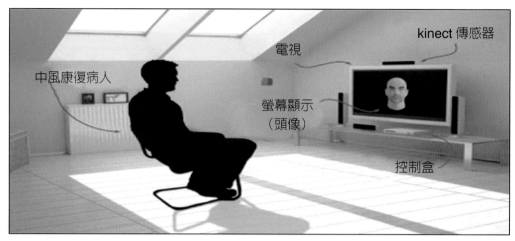

圖 3-14　Kinect 臉部復健示意圖

（圖片來源：https://mag.longgood.com.tw/2013/02/25/）

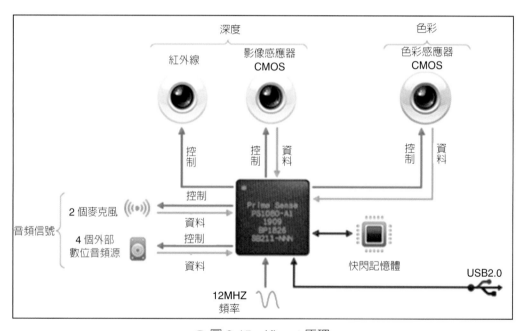

圖 3-15　Kinect 原理

（圖片來源：https://kheresy.wordpress.com/2010/12/23/kinect/）

患者、家屬、照顧者、社區及社會都造成嚴重衝擊，但長期臨床實務經驗發現，就醫的患者屬於少數，大多數的患者是不自覺或是排斥就

醫的，但是這些人群是需要被服務的。因此失智症的防治，必須要有能力將醫院的診療效果延伸至其他據點，轉變爲社區互助照顧模式。有鑒於此，長照十年計畫 2.0 將 50 歲以上失智者納入服務對象〔臨床失智症評量表（CDR）值 ≥ 0.5 分〕，針對失智症的照護以提升失智症長照服務量能、擴大失智照護資源布建、強化社區個案服務管理機制及建立失智專業人才培訓制度等爲主。現行政府提供的失智症整合照護包含：失智症日照中心、失智篩檢、認知促進、家屬照顧課程等（詳如圖 3-16）。

> 臨床失智症評估量表（Clinical Dementia Rating, CDR）：是用於量化失智症狀嚴重程度的數字量表。四個不同階段分數分別爲：CDR = 0.5 極輕度、CDR = 1 輕度、CDR = 2 中度、CDR = 3 重度。（Alzheimer's Disease Research Center）

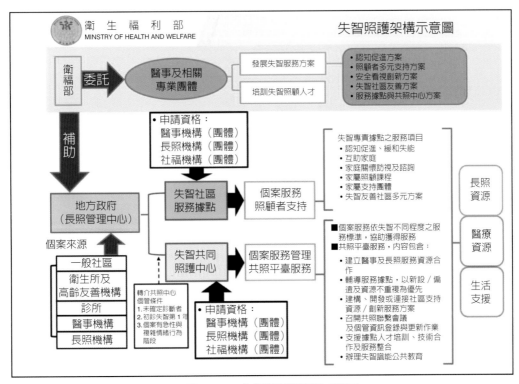

圖 3-16　失智照護架構示意圖

（圖片來源：衛生福利部 106 年度「失智照護服務計畫」）

面對失智症的照護挑戰愈來愈大，除了打造失智友善社區照護網絡，應有對應導入智慧科技應用於失智症生活照護，將智慧科技導入失智症生活照護與非藥物治療的創新服務模式，協助各級照顧者找出科技輔助照護需求，提高失智症照顧者及失智症患者對於智慧科技輔助照護的接受度，提升失智症照護品質，減輕照護者壓力，增進家庭生活品質。

• 預防走失 GPS 定位器

失智症是一種併發症，患者可能因為定向感、記憶力缺乏會有遊走的情形，一旦外出就容易迷路，如遇跌倒或突發疾病未能及時發現，很可能錯過黃金救援時機，造成憾事發生。近年來，隨著定位技術發展，具備 GPS 功能的輔具愈來愈多，能幫助失智症者在走失時，透過遠端定位系統，即時找到走失的失智症長者，家屬再也不用因為擔心患者走失，而把患者關在家中了。而且為了避免長者在配戴追蹤器會有反感的情形，現在有許多配戴式的衛星定位器已經被開發出來，像是手錶、手機、鑰匙等機型，可以視長者喜好配戴。

美國 Trackimo 公司開發一款 Trackimo 定位追蹤器（如圖 3-17），藉由定位系統能確保患者在設定的時間內處於安全的位置，甚至在出現問題時，借助 GPS 追蹤技術，搭配智慧型手機中的應用程式查看患者位置，並向其護理

全球定位系統（Global Positioning System, GPS）：稱全球衛星定位系統，是美國國防部研製和維護的中距離圓型軌域衛星導航系統。它可以為地球表面絕大部分地區（98%）提供準確的定位、測速和高精度的標準時間。（Parkinson; Spilker）

地理資訊系統（Geographic Information System, GIS）：是一門綜合性學科，結合地理學與地圖學，已經廣泛的應用在不同的領域，是用於輸入、儲存、查詢、分析和顯示地理資料的電腦系統。（Geographic Information Systems and Science）

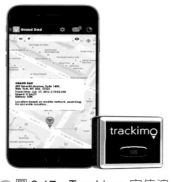

📶 圖 3-17　Trackimo 定位追蹤器與使用者端

（圖片來源：https://trackimo.com/wp-content/uploads/2016/10/oie_o3uWeIYSt3mL.gif）

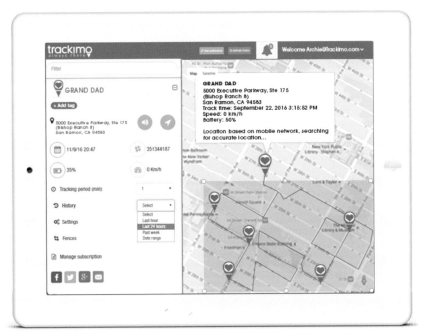

🛜 圖 3-18　醫護人員查看介面

（圖片來源：https://trackimo.com/wp-content/uploads/2016/10/SAFE-ZONE-ALERTS-1.png）

人員或家屬發出有關其位置的警報。Trackimo 定位追蹤器內含 GPS 追蹤器以及全球 SIM 卡，重量為僅有 40 公克、體積小、方便攜帶，費用收取方式第一年是免費的，之後每個月僅需支付 5 美元。醫護人員查看也可藉由後端介面查看目前多位患者所在位置、歷史紀錄、追蹤器的電量等多項資訊，最重要的是可以設定活動範圍，當患者離開活動範圍時能進行即時的告警與安全管控機制，如圖 3-18。

• 科技翻轉懷舊治療──回憶錄大富翁

　　針對失智症的非藥物治療方式有很多種，如：懷舊治療（Reminiscence Therapy），藉由

對過去事物及經驗的回憶而達緩解病情的一種治療模式 [18]；音樂治療（Music Therapy），是利用音樂、節奏介入臨床對生理疾病或心理疾病的患者進行治療並實現個人化目標 [19]；寵物治療（Animal-assisted therapy），是透過動物與患者進行互動來幫助他們恢復健康狀況或幫助人們應對某些醫療狀況 [20]；芳香療法（Aromatherapy），是利用植物揮發的精油來促進人體生理及心理健康 [21]；藝術治療（Art therapy），是心理健康與人類服務相結合的專業，它透過積極的藝術創作、創作的過程、心理學理論和心理治療關係中的人類經驗，豐富了個人、家庭和社區的生活 [22]。上述的治療方式大多需要仰賴專業治療師引導，而且舊式教具難以引起長者的興趣，如果能透過科技輔具的方式協助專業治療師順利帶領活動，以及運用多人遊戲的方式減少目前日照中心護理人員的不足問題，並提升失智症患者參與意願。

臺灣科技大學團隊結合資通訊技術與實際走訪日照中心的經驗，開發出「回憶錄大富翁」，將失智長者復健常用的圖卡遊戲化身為數位桌遊加上客製化內容的形式，帶著長者回憶一生的故事，遊戲內容可由家屬自行蒐集並上傳長輩的個人回憶素材到雲端平臺，經由職能治療師調整後做出客製化的回憶地圖，便可開始進行團體遊戲，藉由多元多樣的復健遊

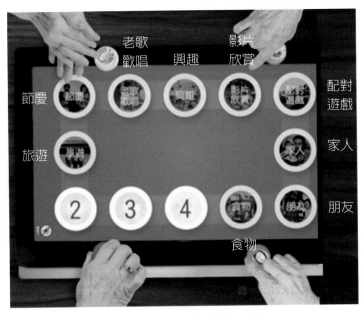

🛜 圖 3-19　回憶錄大富翁

（圖片來源：https://www.warmthings.com.tw/blog-post/ 失智復健遊戲——回憶錄大富翁：
打造專屬回憶旅程 /）

戲，幫助失智症患者建立社交關係，提升自我
參與。

3.4　居家式服務介紹

　　居家式服務即是到宅提供服務 [5]。居家照
護整合醫療照護與科技技術，將智能居家應用
於照護領域。除了解決照護機構人力負擔、品
質不齊、疏於管理之意外，也讓居住者生活更
便利、更能獨立自理，並結合緊急救助系統確
保安全，讓老人能更優雅、具有自尊地勇敢老
去。

3.4.1 美國居家健康基準平臺

美國一個可以遠端控制的新技術範例—Freescale 居家健康基準平臺（如圖 3-20），這是建立在 Freescale i. MX 應用處理技術和匯合主要功能，像是無線連結和電源管理遠端閘道器可實現蒐集與分享生理資料。監控中心能從各式各樣的感測器獲取病患資料和安全地儲存至雲端，亦能讓護理人員參與病患照護，像這樣的數據整合設備很快地將遍布各地，不僅能在家中蒐集醫療數據也能管理不同感測器。除了醫療保健外，Freescale i. MX 第二代系統將能夠管理智慧能源、消費性電子產品、家庭自動化和安全系統等。

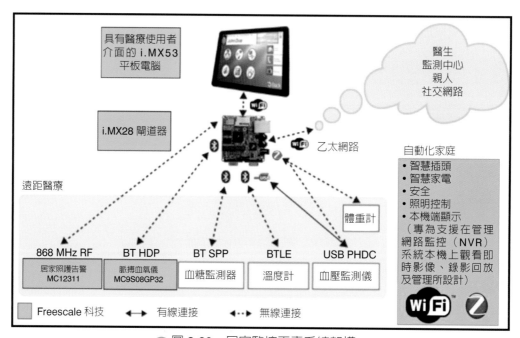

圖 3-20 居家監控平臺系統架構

（參考來源：Freescale Home Health Hub Reference Platform）

居家服務不是只提供給患有疾病的人們，健康活躍的人也可以從物聯網監控中受益，像是監控日常活動。以獨居老人而言，可能希望有個監控裝置可以偵測他們是否跌倒或是日常活動中斷的情形、發出告警給緊急應變人員或是家人，可以針對不同年齡進行監測並提供更個人化的運動處方。

Freescale 公司提出針對老年人口的日常監控方法──Sonamba（如圖 3-21），放置感應器來監控長輩的日常活動，並透過手機傳送異常狀況訊息給護理人員或家人，讓長者更適合在地老化（Aging in place）。Sonamba 提供了應用程序處理以及基於 zigbee 無線傳輸技術，Freescale 技術也嵌入在 Numera Libris 移動式個人健康閘道器中，這個設計是為了偵測跌倒以及提供個人健康管理，而且不限使用者在家或任何地方。

運動處方（Exercise Prescription）是指為特定目的而設計、與健身有關的活動的具體計畫，其通常由健身或康復專家為客戶或患者設計。由於客戶或患者有具體和獨特的需求和興趣，運動處方的目標應該集中在動機、個人能力和興趣上，從而使要實現的目標更有可能成功。（American College of Sports Medicine, ACSM）

在地老化（Aging in place）指無論年齡，收入或能力如何，都能安全，獨立，舒適地生活在自己的家庭和社區中。（美國糖尿病控制與預防中心）

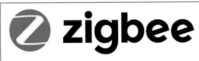

←更多說明，請掃描

zigbee，是一種低速短距離傳輸的無線網路協定，傳輸距離為 50～300 公尺，傳輸速率為 250kbps，底層是採用 IEEE 802.15.4 標準規範的媒體存取層與實體層。主要特色有低速、低耗電、低成本、支援大量網路節點、支援多種網路拓撲、低複雜度、快速、可靠、安全。（Zigbee Alliance）

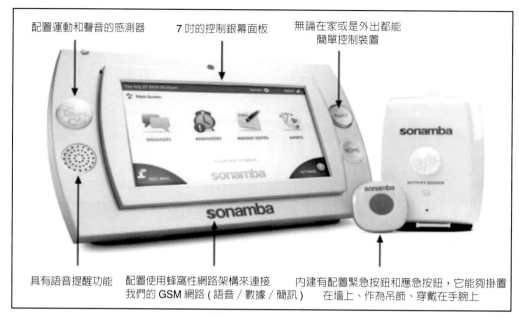

配置運動和聲音的感測器　7 吋的控制銀幕面板　無論在家或是外出都能簡單控制裝置

具有語音提醒功能　配置使用蜂窩性網路架構來連接我們的 GSM 網路 (語音 / 數據 / 簡訊)　內建有配置緊急按鈕和應急按鈕，它能夠掛置在墻上、作為吊飾、穿戴在手腕上

圖 3-21　Sonamba
（參考來源：Freescale）

3.4.2　荷蘭居家護理成功模式

居家護理（home health care）：家庭護理服務的範圍可以是預防性、急性、康復或安寧治療。（Organization for Economic Co-operation and Development, OECD）

　　荷蘭的土地僅比臺灣大一些，比臺灣更早進入高齡社會，然而在荷蘭卻有著聲名遠播的照護平臺——博祖克（Buurtzorg），臺灣目前也導入荷蘭 Buurtzorg 系統，並簽署合作協議書。Buurtzorg 是以護理師團隊前往社區進行居家護理的經營模式（如圖 3-22）。誕生之初，就已確立採取高度扁平化的組織，總部只有 45 位行政人員，但在荷蘭服務客戶數已達 8.5 萬人，就得以看出行政作業精簡與簡化多層管理的制度。目前 Buurtzorg 旗下擁有近 1 萬名護理人員，全荷蘭護理人員總數約 1 萬 8 千人，等於半數以上的護理人員都加入了 Buurtzorg。

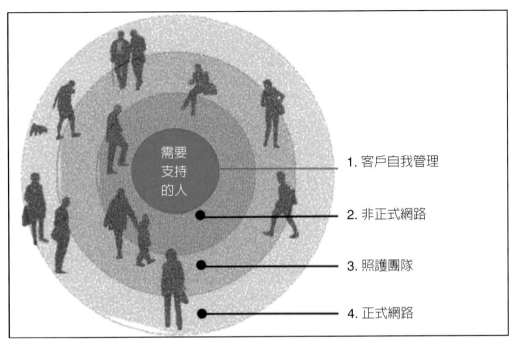

1. 客戶自我管理

2. 非正式網路

3. 照護團隊

4. 正式網路

需要
支持
的人

🛜 圖 3-22　Buurtzorg 照護模式（參考來源：Buurtzorg 官網）

一個以護理人員為核心的團隊，也更有助於延緩長者退化、預防疾病，以及較易於協調醫療相關資源，像是擁有醫護背景的居服員在幫長者沐浴時，發現不明的瘀青，就會開始提高警覺，並且也較能與醫療資源進行專業諮詢。

除此之外，在傳統組織裡的區域主任、組長等管理層級，Buurtzorg Web 當最好的支援，Web 是一個能夠化繁為簡的科技工具，除了能簡化申請保險給付流程，還囊括了個案評估檔案、排程檔案、團隊檔案、共享文件、教育訓練內容等等。居家服務員們透過隨身的平板電腦，即時存取 Web 的資訊與資源，讓照護工作更靈活、更有效率，而且團隊中的每個成員，

都要能獨當一面，能扛下居家照護時的所有流程，包括個案管理、資源整合協調等，「團隊」就是 Buurtzorg 的成功模式。

3.4.3 臺灣居家護理排程平臺

為因應臺灣居家照護的龐大需求，如何減輕護理人員的工作壓力且降低其離開醫療產業的意願是相當重要的議題。然而在臺灣醫療體系下的居家護理單位，目前仍使用人工安排下週或下次訪視的時間，這些排班行程的規劃將會占據部分文書工作的時間，並還需護理人員自行安排照護之個案順序、記錄下次至個案家中的時間與準備相關衛材設備。為了解決這些繁瑣的問題，國立臺北護理健康大學健康照護物聯網實驗室與臺北市某醫院之居家護理部門合作，以友善的居家護理資訊平臺蒐集包括：

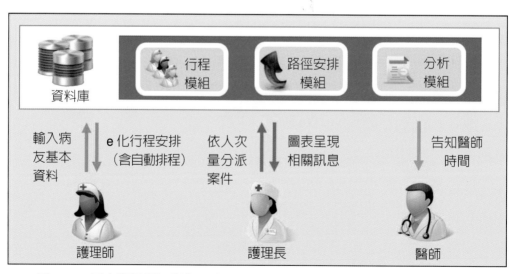

圖 3-23　居家護理所行動排程系統環境圖（圖片來源：健康照護物聯網實驗室）

居家使用端的個案相關醫療紀錄，以及專業護理端的任務執行內容，進而達到減少護理人員在照護服務外的工作負擔，提高專業護理師參與居家護理之意願的目的。

　　前端利用響應式網頁達到跨平臺之效果，讓護理師於訪視過程中能藉由行動載具使用平臺，如圖 3-24 所示，護理師能藉由平臺行事曆功能新增訪視事件。另外，護理長也能透過網頁端使用平臺之功能，並完成居家護理院所之管理權限控制及護理師與個案資料管理（如圖 3-25）；後端相關功能包含以電子化的方式取代紙本行事曆安排行程規劃，並使用 Google Map 圖形化呈現當日訪視路線、定位服務、打卡機制、個案管理等功能加強平臺之實用性，以此減少人為操作及遺漏記載的疏失，確保及穩定護理流程與服務的品質。另外，為了達到減少護理長以一對多的方式對每位護理員之督導及協助，本平臺同時設計權限控管與追蹤居家護理師目前最新之訪視位置等管理功能，並當個案發生緊急突發狀況時進行最快速的臨時調度與安排，不僅幫助患者與家屬解決危險事件並消除不安焦慮也能排除護理師於行程安排上的衝突。

> 響應式網頁（Responsive Web Design, RWD）：響應式網頁是一種基於螢幕大小、平臺和方向的設計和開發對使用者行為和環境的方法。（Smashing）

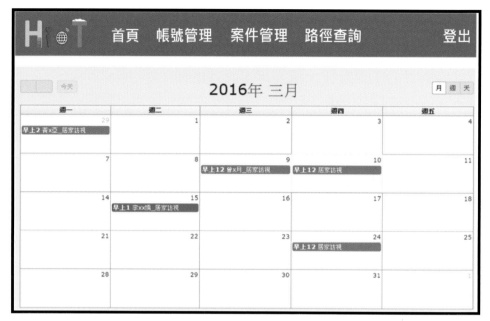

　圖 3-24　新增訪視事件功能圖
（圖片來源：健康照護物聯網實驗室）

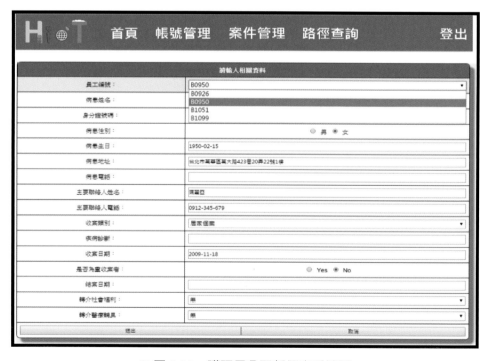

　圖 3-25　護理長分配新個案系統圖

3.5　輔助科技應用

輔具（Assistive device）即輔助器具，國際標準組織（International Organization for Standardization, ISO）的標準規範 ISO 9999 將輔具定義為「輔助生活的便利品」，也就是除了植入人體體內的產品與科技外之所有的產品與科技，包含硬體、軟體與耗材 [23]。目前衛生福利部社會及家庭目現行之「CNS 15390 身心障礙者輔具──分類與術語」則將輔具定義為特別生產或一般用於預防、補償、監測、減輕或緩和機能損傷、活動限制和參與侷限的任何產品，包括裝置、設備、儀器、技術和軟體，能夠「幫助人類達到活動及各種功能目的」的輔助器具與工具 [24]。

3.5.1　居家復健三軸感測輔具

近年資訊科技蓬勃發展，醫療技術與人類生活環境的優化，人類平均壽命逐漸提升，而慢性疾病及身體退化亦呈等比成長，人類因生理機能退化導致復健的需求日益劇增，但現實機構數量與醫療人力卻遠不足需求數，因此居家復健成為近年來重要的發展議題也是衛福部主要推動項目之一。退化性關節炎是 65 歲以上老年人非常普遍的一種慢性疾病 [25]，因為關節腔中缺少了黏性的滑液，導致軟骨不正

常磨擦，造成破壞與退化，軟骨退化後，無法保護骨頭表面，造成患部疼痛，影響層面不僅包含：睡眠品質和日常行動嚴重者甚至影響壽命 [26]。退化性關節炎是無法完全復原的一種退化性急病，僅能以復健、藥物減少關節炎的負擔與疼痛不適感，或是執行關節置換手術替換人工關節達到最大成效，但在執行關節置換後仍輔以復健運動維持關節機能並提升整體效果，且需定期至醫院回診。

國立臺北護理健康大學健康照護物聯網實驗室設計一套居家復建系統（如圖 3-26 為護膝實際圖），復健需求者將配戴研究中開發的前端感測復健設備，進行復健治療，依照復健指引系統內的指示，執行醫師下立的處方箋，於需要時亦可於系統中查看附件影片與注意事項，並透過系統與醫師端進行遠端聯繫、

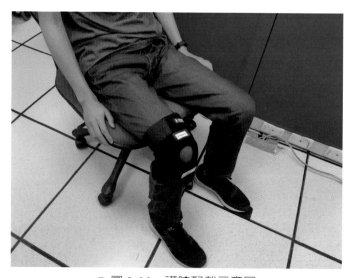

📶 圖 3-26　護膝配戴示意圖

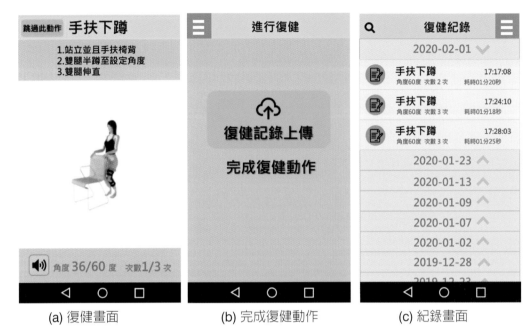

(a) 復健畫面　　　(b) 完成復健動作　　　(c) 紀錄畫面

圖 3-27　G-Sensor 復健進行與紀錄畫面

問診，系統將自動將前端感測器所測得角度、加速度、位移及復健時間等重要數據上傳於醫療照護平臺。醫療照護平臺為醫師與患者聯繫端的轉介站，系統將患者復健數據以視覺化模式呈現，使醫師針對患者下立處方箋時能有所依據，並於患者複診時可以迅速清楚患者之狀態，醫師可依據患者復健狀態進行處方箋的調整，像是患者多次無法達到要求之角度，醫師可依此為依據，調整復健角度，減緩患者復健的時間，一步一步前進。

3.5.2　智慧輪椅

輪椅是用來永久或暫時代替步行的行動輔具，也是所有行動輔具中最被廣泛使用的

輔具中心：為提供失能者、身心障礙者及有輔具需求的民眾其可近性、便利性與專業服務，各縣市政府皆設置輔具資源中心，並配置專業人員以提供各項輔具服務。服務內容包含：輔具諮詢與評估、輔具租借、協助申請輔具費用補助、輔具維修、輔具回收、二手輔具媒合、輔具展示。（衛生福利部）

↑
影片連結《Drive Envy-WHILL Model M》

一種。在中華民國國家輔具分類標準「CNS 15390 身心障礙者輔具──分類與術語」中屬於「個人行動輔具（12）」，其中再細分為「人力驅動輪椅（23）」、「動力輪椅（23）」。目前有許多國內外大廠研發出多款輪椅，像是一般型折合式、輕量型折合式（鋁鎂合金製造）、超輕量型折合式（鋁或鈦合金）、空中傾倒型、升降座面型、運動型等來符合使用者的需求。

近年來輪椅不再只是單純的行動輔具了，陸續加入智慧化與科技化的功能。在過去輪椅的設計重點在於強調符合人體工學，之後為了減輕使用者操作負擔，加載電力輔助成為相當重要的功能之一，如：電動搖桿，而現在新式電動輪椅除了強調能克服多種地形流暢的移動外，操作上更能透過相聯的 APP 操控方向，未來發展方向也將結合圖資系統 Google Map，讓行動不便者的外出安全更加提升。

日本 WHILL 科技輪椅「Model M」（如圖 3-28），是一款小巧設計可以輕鬆進出門口的輪椅，同時也兼顧了十足的動力和穩定性，讓 Model M 既可加速攀升斜坡，也能克服崎嶇地形。精確的操控轉向允許在屋內各處自由移動，而強大的電動馬達讓加速無比暢快，最大速度可達 9.8 公里。Model M 的可活動式扶手和電動式座椅，可讓使用者定位自己所需要的

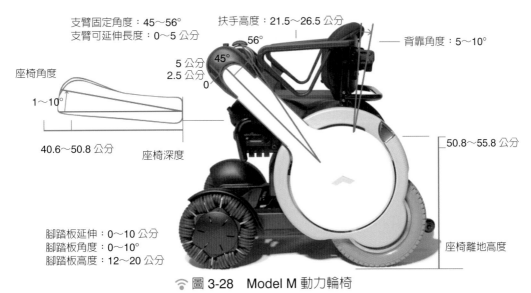

支臂固定角度：45～56°
支臂可延伸長度：0～5 公分

扶手高度：21.5～26.5 公分

背靠角度：5～10°

座椅角度

5 公分
2.5 公分
0

56°

45°

1～10°

40.6～50.8 公分　　座椅深度

50.8～55.8 公分

腳踏板延伸：0～10 公分
腳踏板角度：0～10°
腳踏板高度：12～20 公分

座椅離地高度

圖 3-28　Model M 動力輪椅

（圖片來源：https://whill.tw/model_m.php?deliver=JCU4IyE=）

距離，讓輪椅「滑」近餐桌、書桌，使工作或用餐時更加方便。

3.5.3　視障者購物趣

　　購物對大部分而言是件輕而易舉的事情，但是如果失去了雙眸還能體會逛街購物的愜意嗎？臺灣目前仍然沒有友善視障者購物的無障礙賣場，為了讓視障者也同樣享有購物的權利，臺灣青年設計一款智慧輔具以智慧拐杖與墨鏡結合的「Blind Shopping」，讓視障者享受獨自購物的樂趣，輕鬆擁有良好的購物體驗，既解決其購物需求，也讓照護者安心，此項發明同時獲得第三十七屆美國傑出工業設計獎。

　　考慮到視障者的使用體驗，及使用時的安全性，視障者無須透過耳機覆蓋整個耳朵的方

式來接聽資訊，而是利用振動提醒。在拐杖的造型設計上（詳細規格如圖 3-29），以多邊形讓視障者清楚知道握住的是哪個點，增加識別度，在杖身設計也結合了人體工學，可以避免視障者造成累積性傷害。透過智能拐杖及智能墨鏡結合的導盲輔具，拐杖上的感測器偵測環境訊息，連結 iBeacon 室內定位系統，並由墨鏡將訊息傳給使用者，協助使用者進行購物，且拐杖上附有掃描感測器，可以掃描商品，並告知使用者商品資訊，整體架構如圖 3-30，在取得相應產品後，視障者可以利用銷售時點情報 POS 系統（Point of Sales）完成支付，不用再拿出錢包或是信用卡，省去付款時的困擾，輕鬆地完成一個人的購物。

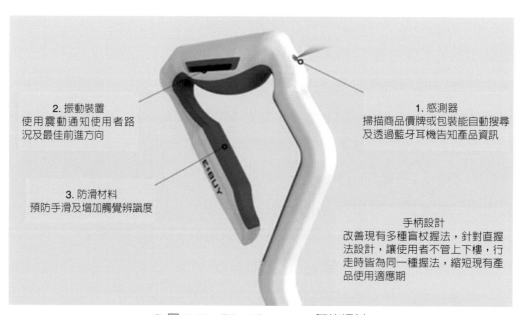

2. 振動裝置
使用震動通知使用者路況及最佳前進方向

1. 感測器
掃描商品價牌或包裝能自動搜尋及透過藍牙耳機告知產品資訊

3. 防滑材料
預防手滑及增加觸覺辨識度

手柄設計
改善現有多種盲杖握法，針對直握法設計，讓使用者不管上下樓，行走時皆為同一種握法，縮短現有產品使用適應期

🛜 圖 3-29　Blind Shopping 智能拐杖

（圖片來源：https://vita.tw/%E6%99%BA%E6%85%A7%E8%BC%94%E5%85%B7-%E5%B8%B6%E8%91%97%E8%A6%96%E9%9A%9C%E8%80%85%E5%BF%AB%E6%A8%82%E8%B3%BC%E7%89%A9/）

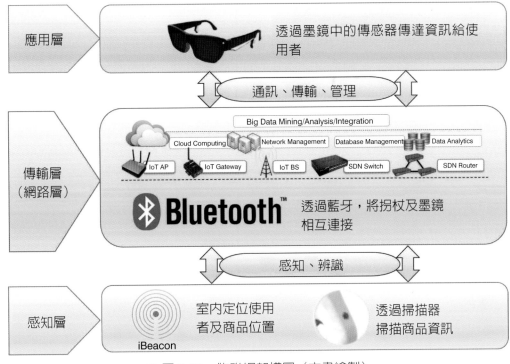

圖 3-30　物聯網架構圖（本書繪製）

購物流程如下（圖 3-31）：

(1) 拐杖配有室內定位系統，若使用者經過賣場則會透過拐杖及墨鏡震動通知使用者。

(2) 進入賣場後，使用者可以透過語音列出需要之商品，而拐杖上會透過連線至 iBeacon 室內定位系統告知使用者商品位置並帶領使用者移動至商品位置。

(3) 使用者可以透過拐杖上的掃描器掃描商品，得到更進一步的商品資訊。

Beacon 技術是一種鄰近系統，具有廣播訊號的能力，可通過訊號強度法 (Received Signal Strength index, RSSI) 計算用戶和 Beacon 的距離。市面上有許多大型供應商提供的 Beacon 像是：iBeacon 為美國 apple 公司所註冊的商標、Google 的 Eddystone、Radius Network 的 AltBeacon 等。

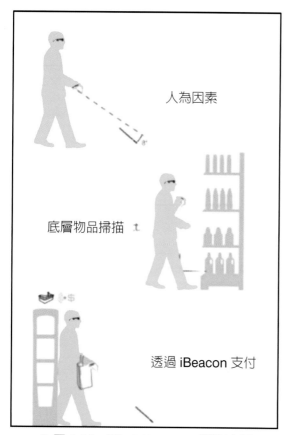

圖 3-31 Blind Shopping 購物流程

（圖片來源：https://vita.tw/%E6%99%BA%E6%85%A7%E8%BC%94%E5%85%B7-%E5%B8%B6%E8%91%97%E8%A6%96%E9%9A%9C%E8%80%85%E5%BF%AB%E6%A8%82%E8%B3%BC%E7%89%A9/）

↑
影音連結《智慧輔具
帶著視障者快樂購物》

＋ 知識補充站

1. 盛行率 (Prevalence Rate) 與發生率 (Incidence Rate)

盛行率（prevalence rate）：描述某一（段）時間患有某一疾病人數的比例。在流行病學裡，統計一個人口群中疾病的盛行，指的是一段時間裡人口群中所有罹病個案總數，或者是一段時間裡一個人口群中所有罹病個案總數除以其人口數，一段時間通常指一年；發生率（incidence rate）：描述某一時間點罹患某一疾病人數的速率。發生率是一個相對的概念，指發生新個案的人數除以有此風險的人口數，通常用千分率表示 [1]。

2. 65 歲以上失能老人

依據行政院主計總處 2010 年人口及住宅普查結果，定義吃飯、上下床、更換衣服、上廁所、洗澡、室內外走動及家事活動能力（含煮飯、打掃、洗衣服）等 7 項中 1 項以上障礙者為具有長照需求者，其中吃飯、上下床、更換衣服、上廁所、洗澡、室內外走動等 6 項係屬日常生活活動功能（ADLs），家事活動能力（IADLs）（含煮飯、打掃、洗衣服）為工具性日常生活活動功能 [2]。分數界定為 ADLs 70 分以下、IADLs 8 項中 5 項以上障礙或 SPMSQ 10 題中答錯 6 題以上者 [3]。

國發會中華民國人口推估（2016 至 2061 年）報告指出，2026 年 65 歲以上失能推估人數增為 61 萬 9827 人，10 年內失能人數增加超過 20 萬人，即每年增加約 2 萬人 [2]。

3. 長照需求推估人數

配合國發會中華民國人口推估（2016 至 2061 年）數據－中推估人口推計數據，長照需求推估人數公式：長照需求推估人數 = 長照需要率 (%) * 人口推計數。[2]

4. 長期照顧服務人力的需求推估研究

其主要推估方法為「以需求為基礎的估算法（demand-based approach）」；即先推估需求人數，再乘以該需求人數之種類所需之服務量，最後除以每個服務之單位人力生產量。其推估公式為 [4][5]：

$$N = \frac{P \times F}{T}$$

N：推估之服務人力需求量

P：推估之特定總類需服務的人口數

F：每位特定種類個案需接受之服務量

T：該服務中每位專業人力生產力

[1] 吳慧敏 (2005)，社區流行病學觀與流行病學調查，國民健康署。

[2] 行政院主計總處，2010 年人口及住宅普查報告。

[3] 衛生署（2011），2010 年國民長期照護需要調查報告。

[4] 吳淑瓊、呂寶靜、林惠生、胡名霞、張名正、張媚、莊坤洋、莊義利、戴玉慈、羅均令 (2004)，全國長期照護需要評估第三年計畫，行政院衛生署委託研究。

[5] 行政院（2007），長期照顧十年計畫。

練❖習❖題

1. 下列何者技術是透過替換現實影像、提前預錄的現實影像改變大腦對時間的感知？【P113】

　(A) AR (Augmented Reality)

　(B) VR (Virtual Reality)

　(C) MR (Mixed Reality)

　(D) SR (Substitutional Reality)

2. 下列何者不是體感互動科技整合的技術？

　(A) Augmented Reality

　(B) Virtual Reality

　(C) Mixed Reality

　(D) Studio Reality

3. 下列哪一項關於長期照護敘述正確？

　(A) 由家人或朋友提供正式醫療與護理服務

　(B) 由專業人員或機構提供非正式醫療與護理服務

　(C) 為身心功能障礙者，在短期內，提供一套包括長期性的醫療、護理、個人、與社會支持的照顧

　(D) 服務可能是在機構裡、護理之家或社區之中提供

4. 目前臺灣長期照護體系可以依據服務資源類型分為下列哪些模式？（可複選）

　(A) 居家式

　(B) 機構式

　(C) 醫院式

(D) 社區式

5. 除了本章提到的應用，還有哪些資訊科技應用在長期照顧領域的例子？

6. 楊老先生，今年 51 歲，最近家人發現他似乎怪怪的，常常忘記自己是否有洗澡，甚至會突然想不起來自己小孩的名字，家人將他送到醫院，醫生評估其 CDR 為 3 分，請問這是代表楊老先生失智程度為何？參自第 117 頁

(A) 極輕度

(B) 輕度

(C) 中度

(D) 重度

參✦考✦資✦料

1. Rosalie A. Kane and Robert L. Kane. *Long Term Care: Principles, Programs, and Policies*. 1987: Springer Pub Co.

2. James C. Romeis, *Quality and cost containment in care of the elderly : health services research perspectives*. 1991.

3. 衛生福利部，*長期照顧十年計畫 2.0（核定版）*，2016, p. 17.

4. World Health Organization. *Disabilities*. Health topics. Available from: https://www.who.int/

topics/disabilities/en/.

5. 衛生福利部長期照顧司，*長期照顧服務法*，2019，Available from: https://law.moj.gov.tw/LawClass/LawSingle.aspx?pcode=L0070040&flno=9.

6. 行政院，*我國長期照顧十年計畫——大溫暖社會福利套案之旗艦計畫*，2007。

7. 行政院，*我國長期照護十年計畫——101年至104年中程計畫*，2012。

8. M. H. Chung, et al. *Factors affecting the long-term care preferences of the elderly in Taiwan.* Geriatr Nurs. 2008, 29(5): p. 293-301.

9. FEI-FEI LAI. *Long-term Care Patient Selected for the Environment of Care: The Survey of A Medical Center in Taipei City.* 2014.

10. 長期照顧司，*長期照顧服務機構法人條例*，衛生福利部，Editor. 2018.

11. 陳俊智、林昭彰、袁志豪，*臺北醫院護理之家火警9死疑電器短路釀禍*，2018，Available from: https://udn.com/news/story/12417/3305714.

12. 蔡芳文，*多層級連續性長照服務與科技創新運用*，社區發展季刊，2018, p. 161.

13. 衛生福利部，*銀髮樂活行 關懷長者友善生活*，衛福季刊，2016, 10: p. 16-19.

14. 衛生福利部醫事司，*物理治療所設置標準*

條文，in *修正「物理治療所設置標準」，深入社區提供多元服務*，2017，衛生福利部。

15. Leagal Information Institute, *Assistive technology device*, in *20*, Code of Laws of the United States of America, Editor.

16. 陳誌睿，*Kinect 臉部復健*，2013，Available from: https://mag.longgood.com.tw/2013/02/25/kinect-%E8%87%89%E9%83%A8%E5%BE%A9%E5%81%A5/.

17. 衛生福利部，*2025 年達成失智友善臺灣*，2018, p. 7.

18. Spector A Woods B, Jones C, Orrell M, Davies S. *Reminiscence therapy for dementia*. Cochrane Database Syst Rev, 2005, 18(2).

19. American Music Therapy Association. *What is Music Therapy*. [cited 2019.

20. American Veterinary Medical Association. *Animal-Assisted Interventions: Definitions*. [cited 2019; Available from: https://www.avma.org/KB/Policies/Pages/Animal-Assisted-Interventions-Definitions.aspx.

21. Naser Ali Al-Wabel Babar Ali, Saiba Shams, Aftab Ahamad, Shah Alam Khan, Firoz Anwar. *Essential oils used in aromatherapy: A systemic review*. Asian Pacific Journal of Tropical Biomedicine. 2015, 5(8): p. 601-661.

22. American Art Therapy Association. *ABOUT ART THERAPY*. 2017 [cited 2019; Available from: https://arttherapy.org/about-art-therapy/.

23. International Organization for Standardization. *ISO 9999:2007*, in *Assistive products for persons with disability-Classification and terminology*. 2007, p. 86.

24. 衛生福利部社會及家庭目，*身心障礙者輔具費用補助辦法*，衛生福利部，Editor. 2012.

25. Anne Sundén, et al. *Physical function and self-efficacy – Important aspects of health-related quality of life in individuals with hip osteoarthritis*. European Journal of Physiotherapy. 2013, 15(3): p. 151-159.

26. P. G. Conaghan, et al. *Inadequate pain relief and large functional loss among patients with knee osteoarthritis: evidence from a prospective multinational longitudinal study of osteoarthritis real-world therapies*. Rheumatology (Oxford). 2015, 54(2): p. 270-7.

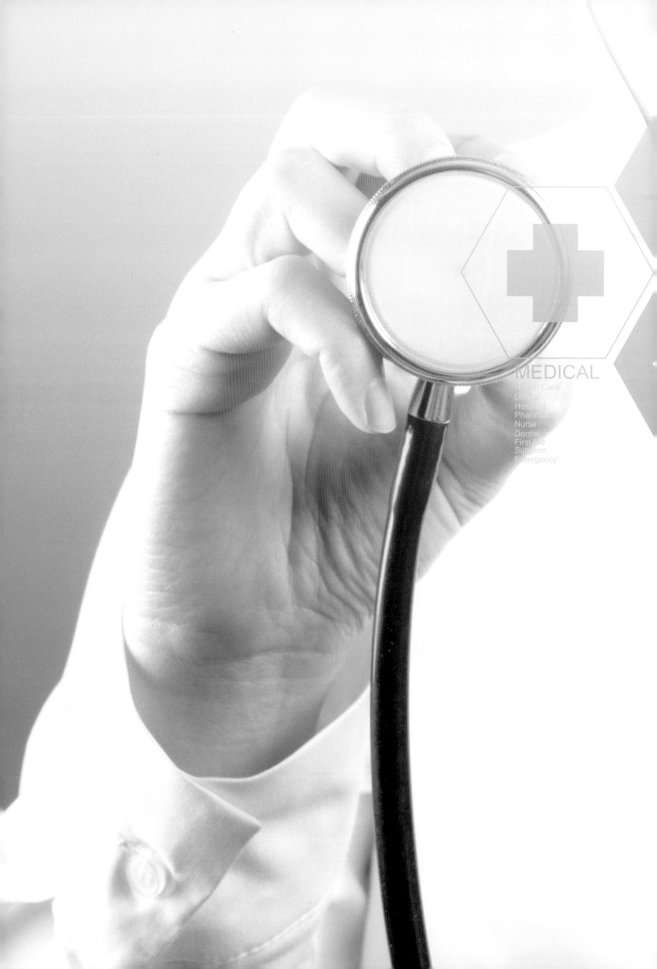

4

醫院管理與新式醫療
資訊服務

透過本章你將會學習到：

1. 了解看病流程與醫院系統的關係。

2. 智慧醫院如何改革醫護工作流程。

3. 物聯網支持長期照護體系服務，從機構到社
區再到居家一連串的服務模式。

4. 遠距照護的發展。

隨著物聯網應用的普及，開始出現了工業4.0、智慧醫療、智慧物流、智慧城市等多元領域的應用，幫助企業創造更高的生產效率，也幫助使用者得到更完善、更便利的服務，而在物與物相連的過程中能得到許多紀錄及資料，透過這些資料進行分析處理並改善流程或處理方式，能幫助物聯網技術的提升，這其中更是牽扯到大數據的應用，那大數據又是什麼呢？

大數據（Big Data）又稱為巨量資料、海量資料，是指來自各種來源的大量非結構化或結構化資料，其規模過於龐大以至於無法透過傳統方式儲存並進行分析處理運算，需藉由電腦對資料進行一連串統計、比對、解析的動作後，才能得出客觀的結果。大數據的特性包含資料量龐「大（Volume）」、變化飛「快（Velocity）」，種類繁「雜（Variety）」，真偽存「疑（Veracity）」，重要價「值（Value）」[1]。大數據包含了統計分析、預測推薦以及智能優化三個可以改善人們行為活動的重要階段，而物聯網則是將一切相互連結，蒐集數據後集結成為大數據，並透過人工智慧（Artificial Intelligence, AI）來優化一切的行動，加上攜帶式裝置的發展，與網路無國界的概念，因此物聯網與大數據是密不可分的，透過彼此的相互合作以提供「全面感知、穩定傳遞、智慧處理」的整合服務，為人們的生活持

續帶來更優化、更方便的服務。然而，人工智慧（Artificial Intelligence, AI）將在醫療上扮演一定的重要角色，並成為未來最成功的應用。根據世界衛生組織對智慧醫療（eHealth）定義是指資通訊科技在醫療及健康領域的應用，包括醫療照護、疾病管理、公共衛生監測、教育和研究 [2]。

> 精準醫療：是考慮到個人的基因、環境和生活方式的個體差異，的一種新興的疾病治療與預防的方式。（National Institutes of Health）

　　AI 將翻轉醫療保健的轉型，從醫院工作流程到健康診斷，從而提供自動化過程、促進工作流程效率並提高診斷準確性；在臨床上，目前最成功的技術就是達文西手術系統（da Vinci Surgical System），達文西機器手臂可以很靈活的遠端控制，能夠進到腹腔裡後面的部位（即後腹腔）和不易進入的部位，還可以放大其視野，達到精準醫療。

4.1　智慧醫院發展趨勢

　　當民眾有就醫需求時，往往會有醫學中心醫療資源較完整、診療能力較佳的迷思，因而不論就醫問題大小，都往醫療中心就診，而造成有真正嚴重需求的病患醫療資源受到壓縮，也使醫療服務人員的工作量增加，因此臺灣衛生福利部中央健康保險署為了導引民眾就醫習慣改變，以提升效率及促進醫療院所提供醫療服務內容的差異化與分工合作，而提出醫療分級之概念，並以六大策略作為分級目標：

「1. 提升基層醫療服務量能；2. 導引民眾轉診就醫習慣與調整部分負擔；3. 調高醫院重症支付標準，導引醫院減少輕症服務；4. 強化醫院與診所醫療合作服務，提供連續性照護；5. 提升民眾自我照護知能；6. 加強醫療財團法人管理」[3]。

分級醫療將醫療院所分級為「醫學中心」、「區域醫院」、「地區醫院」及「診所」四級（表4-1），醫療層級愈高、規模愈大，所具備的醫療設備與醫事人員也愈多、愈專精，在健保給付部分也做出不同級別的部分負擔機制，若民眾一開始就至醫學中心就診，所需支付的自付額也相對較高，使民眾若要就醫時可

表 4-1　分級醫療分類表（資料來源：康健雜誌）

診所	地區醫院	區域醫院	醫學中心
服務人口不限	區域內每 10 萬人口可設立一間地區醫院	區域內每 40 萬人口可設立一間區域醫院	區域內每 200 萬人口可設立一間醫學中心
僅設有門診，但可進行簡易手術	一般專科門診、住院服務且可收治急診病患	一般專科門診、住院服務且可收治急診病患	一般專科門診、住院服務且可收治急診病患
無附設病床	病床數 20～99 床	病床數超過 300 床	病床數超過 500 床
不限定提供之醫療只能有單一專科	不限定專科數量	有教學醫院功能，且病房有住院醫師、科別至少有內外科、病理科、小兒科、婦科、麻醉科、放射科及營養師	以教學、研究及創新醫療為任務，配有先進的醫療設備及技術，可收治各醫療級別之轉診急、重、難症病患

先至診所就診，若診所無法提供所需之醫療服務，或民眾需住院、進一步治療及檢查時，經醫師認定需上轉大醫院，即可轉診至地區醫院或更大規模的區域醫院及醫學中心，也可以付相對較少的部分負擔金額，使整個醫療體系能有效達到「小病至小醫院就診，大病至大醫院就診」的醫療分級目的，使民眾不會一窩蜂往大醫院就診，更加有效運用醫療資源。

　　每個人有病痛或生病時皆會至醫院就診，以臺灣現行一般醫院就診流程如圖 4-1 所示，而隨著資訊科技的發展，許多以往需由人工負責的工作，皆可由相關資訊系統所取代，除此之外，藉由提供病患更便利的線上服務，能加速病患看診流程的速度，也減少相關工作人員的工作量，以提供更好的醫療照護服務。但醫療院所因為大部分的資金都投入在醫護工作上，資訊化的投資比例與其他產業相比相對不足，建設資訊及通訊科技速度也較慢。近年來，隨著外在環境資訊科技的快速進步，以及民眾的需求，許多醫療院所也逐漸導入資訊化建設，從電子病歷的推動、醫療影像擷取與傳輸系統（Picture Archiving and Communication System, PACS）建置，到健康資料庫運用、遠距照護、相關物聯網裝置應用等，將醫療產業逐漸從疾病治療往健康預防發展，從集中式照護模式走向分散式照護，且建立以病患為中心

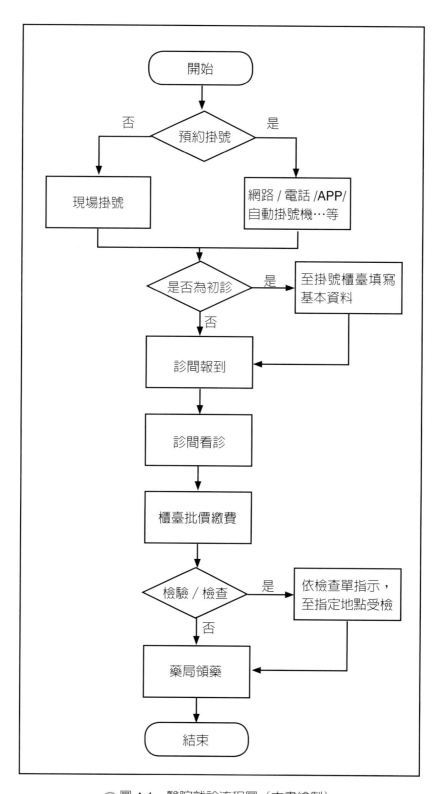

⸜ 圖 4-1　醫院就診流程圖（本書繪製）

的服務樣態，提供行動化且無所不在的健康照護產品與服務。

　　而醫院的資訊系統也分為醫院資訊系統（Hospital Information System, HIS），是資訊化的重要指標，結合各項電腦、醫療檢查及通信設備，並由許多子系統組合而成，包含醫院行政及財務系統、急診醫囑系統、病歷管理系統、檢驗資訊系統（Laboratory Information Management System, LIS）、藥局、藥庫及藥物資訊系統、放射科資訊系統（Radiology information system, RIS）及醫療影像擷取與傳輸系統（PACS）、加護病房資訊系統、護理資訊系統（Nursing Information System, NIS）、醫療品質管理系統、醫療管理決策支援系統、醫療流程控管系統、營養資訊系統、診間醫囑系統、住院醫囑系統及臨床路徑等 [4]，醫療資訊架構如圖 4-2，而醫院系統中主要的六大系統為：HIS、LIS、PACS、RIS、NIS、CIS。

1.醫院資訊系統（Hospital Information System, HIS）

　　狹義上指的是指醫囑系統，而廣義的 HIS 系統則是指整個醫院的資訊系統，提供掛號、批價、急診醫囑、門診醫囑、住院醫囑、藥局、出入院、住院、病例、手術室、急診檢傷分類、健保申報等功能。急診檢傷分類檢傷分類是指護理人員根據病患主訴、疾病的嚴重

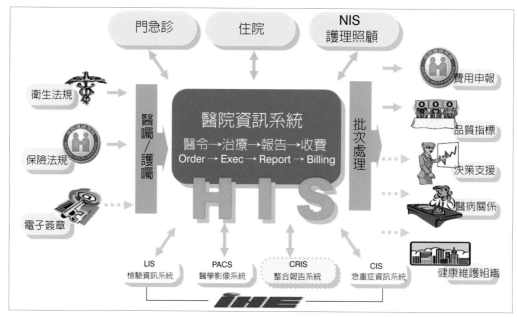

☞ 圖 4-2　醫療資訊架構

（圖片來源：https://slideplayer.com/slide/8062442/）

度、迫切性及疾病史等，依造「檢傷分類概要分級表」分為五級（詳如表 4-2），快速篩檢疾病的輕重緩急，已決定看診優先順序，以將緊急醫療資源提供給最危急之病患。

☞ 表 4-2　臺灣急診檢傷與急迫度分級量表（Taiwan Triage and Acuity Scale, TTAS）

檢傷分級	病情輕重	定義
第一級	復甦急救	病況危急，生命或肢體需立即處置
第二級	危急	潛在性危急生命、肢體及器官功能狀況，需快速控制與處置
第三級	緊急	病況可能持續惡化，需要急診處置，病人可能伴隨明顯不適的症情，影響日常活動
第四級	次緊急	病況可能是慢性疾病的急性發作，或某些疾病之合併症相關，需要在 1～2 小時做處置，以求恢復、避免惡化
第五級	非緊急	病況為非緊急狀況，需做一些鑑別性的診斷或轉介門診，以避免後續之惡化

（資料來源：中華民國急重症護理學會）

2.檢驗資訊系統（Laboratory Information Management System, LIS）

　　一套專為醫院檢查／檢驗科設計的訊息管理系統，將檢查／檢驗儀器與電腦連線形成網路，提供病患檢查／檢驗相關紀錄上傳、數據存取與輸出、審核報告、數據統計分析等功能，更提供智能化、自動化和規範化管理，以提高檢查／檢驗品質。

3.醫療影像擷取與傳輸系統（Picture Archiving and Communication System, PACS）

　　旨在解決醫學影像的擷取、顯示、儲存、傳送和管理的綜合系統，以數位化的方式儲存，經由網路傳輸至系統中，提供醫師等相關醫療人員可遠端以電腦螢幕顯示影像並進行判讀，有助縮短檢查時間及降低影像遺失風險。

4.放射科資訊系統（Radiology Information System, RIS）

　　一套整合 HIS 與 PACS 的資訊系統，放射科可透過 RIS 系統直接至 HIS 系統中獲取病患資料，當病患完成放射檢查後也可藉由 RIS 系統產生之影像及診斷報告傳輸至 HIS 系統，使門診醫師更快速獲得病患相關報告以利進行後續診斷作業。

5.護理資訊系統（Nursing Information System, NIS）

　　其範圍包含門診、急診室、一般病房、手術室甚至是洗腎室特殊醫療環境等場所，提供護理人員面對病患時相關醫療服務所需之功能，即時且精準取得各項病患相關資訊，提升服務作業速度及品質，且除了針對病患的護理工作之外，NIS 也包含相關藥材物料處理、醫療設備管理、護理品質指標等功能，提供 e 化的護理功能，以減輕護理人員的工作壓力，提升護理醫療的品質。

6.臨床資訊系統（Clinical Information Systems, CIS）

　　由於現行的 CIS 都應用於急重症、加護病房上，因此也有人會稱為加護病房臨床資訊系統或者重症病人資訊管理系統，其主要目的是為了能更直接解快速的蒐集臨床上病人的生理訊號（Vital Signs），以進行後續統整分析，因此系統設計上須以即時性、整合性、自動性、個別性及一致性為標的，以達到即時且自動化蒐集病患臨床生理數據，並減少資料發生蒐集片斷的錯誤率，藉由數據的無間斷即時蒐集來達到減少以往護理人員的投入成本，提升臨床照護的品質與工作效率。

4.1.1　智慧醫療事務管理與智慧醫療發展

　　整合式醫療服務在臺灣智慧醫院最具代表性的推廣方案是由研華科技 Advantech 所提出的，具備互動導覽機、診間報到系統、自動生理測量站、護理站電子白板、櫃臺取票叫號系統、床邊衛教資訊系統、智能手術室及控臺系統、AMIS 行動護理車暨電子藥箱系統以及智能環境管理監測系統等多項智慧醫療服務系統，讓病患能從掛號、就診、後續醫療到住院治療皆得到完善的醫療照護，且搭配醫院專屬的 APP 可享有即時預約掛號、診間報到、數位公播、領藥／抽血／檢驗報到等服務，更實際在員林基督教醫院、臺中榮民總醫院以及亞東醫院導入系統，以提升病患住院品質、簡化醫護工作流程爲宗旨，打造出高效與高品質的全

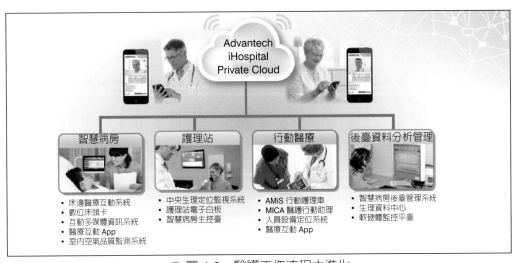

🛜 圖 4-3　醫護工作流程大進化

（圖片來源：http://select.advantech.com/iwardsolutions/zh-tw/）

人照護住院服務。以下將以診間報到系統、自動生理測量站、AMIS 行動護理車暨電子藥箱系統進行實例介紹。

1.診間報到系統

此系統結合了 IC 健保卡應用搭配多媒體叫號系統，讓病患自行將健保 IC 卡插入診間前的讀卡機，可即時完成報到手續，以解決傳統需敲門與診間內部護理人員進行報到，可能打擾正在看診醫生及病患隱私之問題。並搭配電子白板即時同步訊息，讓候診病患能得知所有叫號資訊，且遲到病患將透過自動排序叫號，以節省人員工作負擔，也提升醫療環境工作效率及服務品質。

2.自動生理測量站

病患可自行測量血壓、體溫等，且資訊數據會即時寫入個人電子病歷並同步至醫療資訊系統（Hospital Information System, HIS）當中，以減少傳統看診時由護理人員協助測量所需花費的時間，也減少醫療人員的工作負擔。

3.AMIS 行動護理車暨電子藥箱系統

行動護理車搭配即時系統連線，告知護理人員該前往給藥之病房，並透過掃描病患手上的條碼確認病患身分，確認後電子藥箱自動解鎖，讓護理人員能給予病患正確的藥物，降低人工給藥錯誤的發生率，也提升護理工作的效

率及品質。

除了藉由智能系統優化醫護工作流程外，在硬體層面上，包括智慧床與其他醫療設備能即時彙整病患數據、機器人能在醫院環境中進行例行性事務，這些都是物聯網進入醫療院所帶來的效益，加上雲端科技、大數據分析、人工智慧等，以提高效率與提供高品質的服務為目標，邁向更完善的智慧醫療。

影音連結↑
《2014 全新研華智能醫院解決方案》

• 基於物聯網移動式護理工作站

在醫院環境中，護理師與需照護的病床數往往呈現懸殊的數量差距，在缺少集中式管理的傳統情況下，護理工作的處理效率不盡理想，且資源配置等問題也隨之出現，護理人員需花費多數時間執行紙本記錄，諸多問題皆存在著流程上的缺陷。

隨著資訊科技技術及設備的不斷進步，醫院開始引進移動式醫療工作站，使護理人員可脫離傳統的護理電腦工作站的束縛，護理人員可藉由護理車上的電腦連接至醫院平臺，快速調閱病患的所有資料，改變傳統需要回到護理站的電腦前查詢病患資料的方式，且在所有移動的工作流程中，能協助護理人員即時且方便的操作各種資訊設備及平臺，以進行病人身分核對、資料調閱、量測數據寫入、醫護工作記錄上傳等一系列現場工作之操作，擺脫傳統的紙本登記，真正的實現物聯網式移動醫護操作

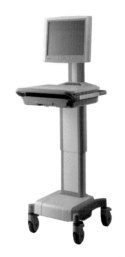

🛜 圖 4-4　移動式護理工作站

（圖片來源：https://www.advantech.tw/products/computerized_nursing_cart/amis-50/mod_b1df1629-31e8-46de-aa3a-4f140498159b）

與管理，達到提高工作品質和效率的目的。

• 智慧藥櫃

用藥錯誤是病人安全重大議題之一，2018年臺灣病人安全通報系統年度報表指出，因為藥物事件（重複用藥、劑量錯誤、藥名錯誤等）而導致病人受影響的事件共 26,992 件 [5]，給錯藥所造成之影響不僅僅對病人生命安全有所危害，亦給醫護人員帶來巨大的壓力，因此市面上開始有智慧藥櫃的出現。智慧藥櫃能協助醫院藥劑部進行各科室藥品管理的提取與使用，於取藥流程中加強把關取藥人員管制與記錄，藥櫃中每格抽屜皆加裝安全智慧鎖，每次只會開啟取藥人員所需要的抽屜位置，利用智慧藥櫃做到藥品管理預期能達到：(1) 藥品管理安全性及準確性；(2) 輔助醫院單位作業流程；

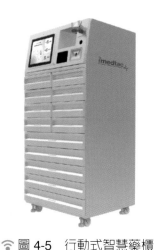

圖 4-5　行動式智慧藥櫃

（圖片來源：http://www.imedtac.com:8081/officalwebsite/static/upload/data/iMADC_proImg.png）

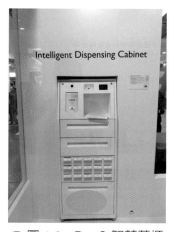

圖 4-6　BenQ 智慧藥櫃

（圖片來源：https://hakilolo.com/2018/08/30/%E6%99%BA%E8%83%BD%E8%97%A5%E6%AB%83/）

(3) 縮短給藥時間，進而用來提升照顧病患的品
質以及醫院的服務滿意度。

4.1.2　臨床生理訊號蒐集與生命監測

　　藉由物聯網以非侵入的方式來持續進行臨
床監測，並且需要密切關注住院病患其生理狀
態。利用感測器來蒐集生理訊號（Vital signs）
以及使用閘道器、雲端分析和資料儲存，這些
分析過後的資料透過無線傳輸至護理人員以進
行進一步的分析與審查。這樣的方式取代了醫
療人員需要定期檢查患者生命跡象的程序，並
自動提供連續性的訊息，同時透過感測器不間
斷的監測，提升了醫療照護品質，護理人員也
不需要以人工方式蒐集數值和分析資料，大幅
降低了人力成本。Masimo Radical-7® 是一個臨
床環境監控系統（如圖 4-7），蒐集病患資料並
以無線傳輸持續顯示或用於通知提醒，提供了

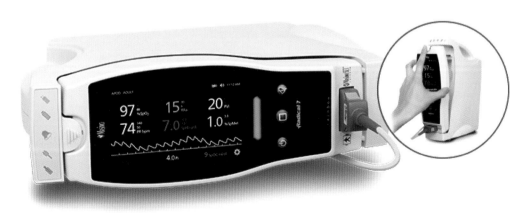

奈 圖 4-7　Masimo Radical-7® 臨床環境監控系統

（圖片來源：https://www.masimo.com/products/continuous/radical-7/）

完整的病患狀態圖像讓臨床人員無論在何處都能查看。Masimo Radical-7® 可自行定義顯示值以方便查看臨床設置的最高優先順序參數、以簡單的移動展開或折疊操作模式改變參數趨勢以進行更深入的分析、能依照患者人數配置參數和警報設定，還可以選擇從預先配置的患者設定檔中選擇資料，詳細顯示面板的資訊如圖 4-8。

4.1.3　醫療型機器人

醫療型機器人（Medical Robots）重要的應用是在輔助手術和復健，幫助殘疾人士必要的活動或提供治療為主要目標來改善他們的生理或認知功能。醫療機器人的總銷售額增加是 19 億美金，占 2017 年專業服務型機器人總銷售額

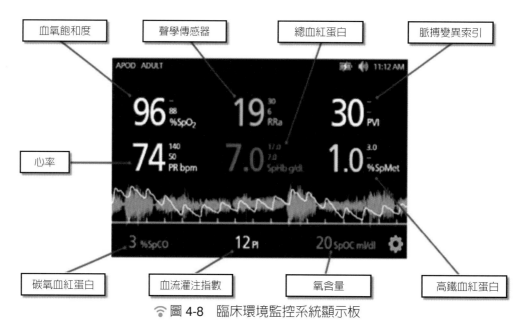

🛜 圖 4-8　臨床環境監控系統顯示板

（圖片來源：https://www.masimo.tw/Rainbow/Radical7.htm）

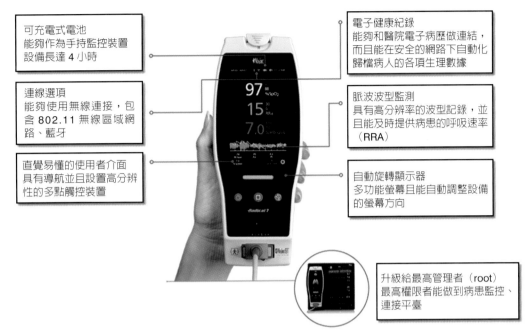

可充電式電池
能夠作為手持監控裝置
設備長達 4 小時

連線選項
能夠使用無線連接，包
含 802.11 無線區域網
路、藍牙

直覺易懂的使用者介面
具有導航並且設置高分辨
性的多點觸控裝置

電子健康紀錄
能夠和醫院電子病歷做連結，
而且能在安全的網路下自動化
歸檔病人的各項生理數據

脈波波型監測
具有高分辨率的波型記錄，並
且能及時提供病患的呼吸速率
（RRA）

自動旋轉顯示器
多功能螢幕且能自動調整設備
的螢幕方向

升級給最高管理者（root）
最高權限者能做到病患監控、
連接平臺

圖 4-9　Masimo Radical-7® 功能介紹
（圖片來源：Masimo, Radical-7®Pulse CO-Oximeter）

的 29%[6]。

• 達文西機器手臂輔助系統

自 1985 年德國 Erich Mühe 醫師實行全世界第一臺腹腔鏡膽囊切除手術，經過不斷地器械改良與手術技術進步，也開啓了微創手術新世代。1999 年達文西機器手臂輔助腹腔鏡手術在泌尿外科正式被使用，此系統包含醫師手術控制臺、手術車臺及影像設備。醫生只需坐在手術控制臺透過電腦操縱桿，即可精確控制手術臺車的機器手臂，並可以像人類的手指和手腕般靈活轉動，執行非常精確的功能。智能化的機器手臂融合最先進的機械設備、三度空間數位影像、手術技巧及電腦科技，透過機器手

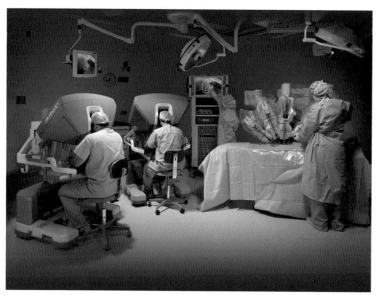

圖 4-10　達文西機器手臂輔助系統

（圖片來源：https://www.cgh.org.tw/ec99/rwd1320/category.asp?category_id=139）

臂操作可減少醫師久站時所造成的不適，並消除操作者手部顫抖的問題，保持手術過程的穩定性、精確性、持續性。相較於傳統手術，微創手術侵害性極微，不但可以疼痛減輕、傷口縮小、血流量降低、手術時間縮短，更可以降低手術後感染及併發症的問題，使病患縮短住院時間天數，短時間恢復正常生活及工作，符合病患最大的期待。

• 外骨骼系統──eLEGS

想像一下如果我們無法控制自己的雙腿，無法自己移動，無法將身體打直那是什麼感覺，然而，對於因為疾病而失去行動能力的人來說，重新站立行走，甚至是跑步爬山是內心最迫切的渴望。國內外已有許多頂尖大學或研

究機構投入穿戴式感測模組的研發，並嘗試將研發成果應用於下肢輔助機器人（Exoskeleton robot）結合了穿戴式感測元件、驅動元件與複雜的外骨骼機械結構，以達到輔助與強化人體運動能力的目的。

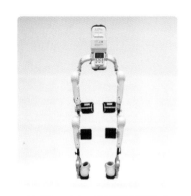

圖 4-11　下肢型機器人 Lower Limb Type Pro
（圖片來源：https://www. cyberdyne.jp/english/products /fl05.html）

外骨骼早期是指生物學中昆蟲和殼類動物的堅硬外殼，外骨骼主要為昆蟲和殼類動物提供了防護和支撐功能。人類仿造動物的特性，將人體機械外骨骼系統概念逐漸推廣發展。外骨骼系統是一種穿戴在操作者身體外部的，融入了先進控制、資訊、通訊等技術的人機電系統，在為操作者提供諸如保護、身體支撐等功能的基礎上，透過融入傳感、控制、資訊耦合、移動計算等先進技術，為穿戴者提供額外的動力或能力，從而增強人體機能，能夠在操作者的控制下完成一定的功能和任務，使人機融合為具有機器的力量和人的智力的超智慧體，實現力量的增強和感官的延伸。

影片連結↑
《Patient story of Spencer Conti at the NRC in Texas》

瑞士 Hocoma 公司所生產的 Lokomat® 全自動機器人步態評估訓練系統，專門提供下肢復健用，目前其在全球的銷售已經超過 500 套，主要應用在醫療院所。適用對象包括嚴重神經損傷患者，如中風、腦外傷、脊髓損傷等，其為一套具有生理回饋功能的全自動步態復健訓練與評估系統，機器會根據該報告，適應使用者的運動規律，形成適合使用者的運動

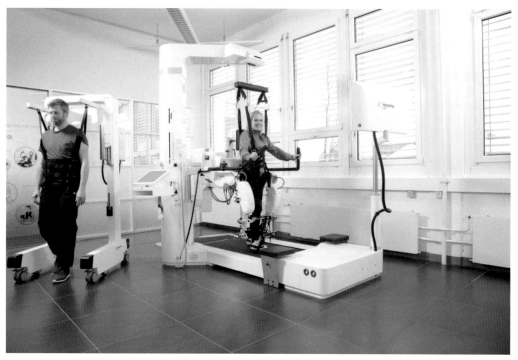

圖 4-12　全自動步態復建機器人

（圖片來源：https://www.hocoma.com/media-center/media-images/andago/）

參數，引導患者進行適當的活動訓練，例如：訓練手臂去抓到特定物件，訓練手指玩遊戲或者訓練下肢行走，防止肌肉萎縮，刺激身體失去運動能力的部分。藉由虛擬實境之介面設計，提高病患使用意願並增加復健趣味性，幫助使用者達成有效的訓練目標。

4.1.4　人員定位與設備追蹤

研華科技在醫院、長照機構等場域提供了即時定位系統，以提供相關的軟體演算法以及硬體，使其能應用於急診室與加護病房的病患或訪客管理、護理站與門診的資產管理、一

般管理、手術室的清潔活動及照護中心高品質
照護等，而目前大多數之院內定位系統皆採
用即時定位系統（Real-time Locating Systems,
RTLS）的方式作爲定位，其將 RTLS 標籤黏貼
或配戴（如圖 4-13）在需被定位的東西或人身
上，得以協助民眾進行室內導航、定位使用者
及貴重醫療器材等。

　　RTLS 感應方式又可分爲主動式與被動式，
其中主動式的感應的位置計算方式又可細分爲
多種，如：到達角度定位法（Angle of Arrival,
AOA），利用角度定位，透過硬體設備與發
射節點的相對方位或角度進行三角測量，用以

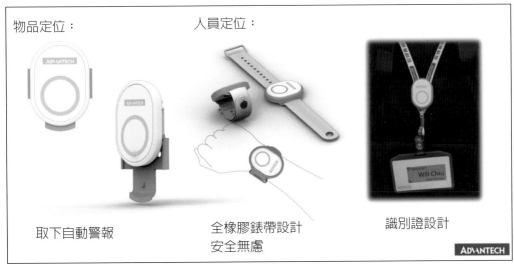

圖 4-13　定位器

（圖片來源：https://advcloudfiles.advantech.com/events/assets/265be7a4-2720-4269-
b6e7-d2920f5c6c4d/agenda-slides/0708-%E5%89%B5%E6%96%B0%E9%86%AB%
E7%AE%A1%E8%A7%A3%E6%B1%BA%E6%96%B9%E6%A1%88-%E9%86%
AB%E9%99%A2%E5%AE%9A%E4%BD%8D%E7%B3%BB%E7%B5%B1RTLS-
%E5%B7%B2%E8%BD%89%E6%AA%94.pdf）

算出該節點位置；到達時間差定位法（Time Difference of Arrival, TDOA），利用監測訊號到達兩個基地臺的時間差計算出定位目標的位置等等。被動感應式定位法則基於收到訊號強度的方法來進行位置推算，主要使用接收信號的強度指示定位技術（Received Signal Strength Indicator, RSSI），透過 RTLS 整合後的資訊更可以在手機、電子白板等不同載具中提出警示，有效提高醫護資訊能見度（Information Visibility）。

> 資訊能見度（Information Visibility）：泛指資訊被使用者取得使用的程度。在供應鏈的研究領域，亦經常使用本詞彙討論各項來源資訊被揭示的情形。（國家教育研究院）

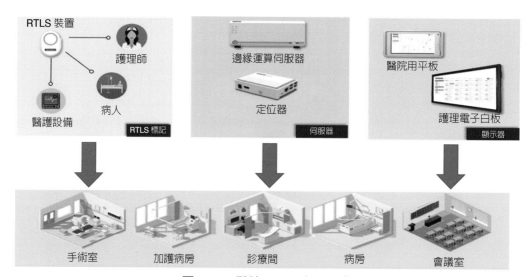

圖 4-14　醫院 RTLS 應用示意圖

（圖片來源：https://advcloudfiles.advantech.com/events/assets/265be7a4-2720-4269-b6e7-d2920f5c6c4d/agenda-slides/0708-%E5%89%B5%E6%96%B0%E9%86%AB%E7%AE%A1%E8%A7%A3%E6%B1%BA%E6%96%B9%E6%A1%88-%E9%86%AB%E9%99%A2%E5%AE%9A%E4%BD%8D%E7%B3%BB%E7%B5%B1RTLS-%E5%B7%B2%E8%BD%89%E6%AA%94.pdf）

• 屏安福 D+ 卡

定位的應用除了在院內外，也有許多應

用從醫院推廣至社區，讓更多的需求者能被照護。由臺灣智慧時尚股份有限公司打造的「屏安福 D+」是平安符樣式的卡片，與臺語「底家」同音，意思為在這裡，主要是為了老者、失智症患者與孩童所開發。業者設計的感應器可與傳統平安符結合，且半年不須充電，並透過藍牙定位技術與 WiFi 技術應用，將收發器放進長輩隨身配戴的平安符中，無論走到哪，照護者可以透過手機就能掌握長輩行蹤。除了平安符的樣式，業者還推出與健保卡大小相同的「D+ 卡」它是一個平安符式樣的短距感應卡片，目前推出的第一版是名片般大小的卡片，背面亦可做為健保卡的卡匣，長者隨身佩戴後，不但可於規劃的區域內，做到室內、室外的定位，避免長者走出安全範圍，或在廁所久待無法發現，更提供 SOS 按鈕，在規劃的區域內，壓下後即可呼救，未來會持續觀察長者配戴的需要及狀況，推出不同尺寸的外觀，以利各種用途。目前屏安福 D+ 卡使用地點為屏東縣西勢村，無申辦限制，且凡居住於屏東縣西勢村的 65 歲以上長者可以免費申請，利用 Email 即可註冊帳號。

目前屏東縣政府也選定竹田鄉西勢村作為示範社區，屏東縣 65 歲以上老年人口達 13.4 萬，依照臺灣 65 歲以上老人失智症盛行率 8% 推估，縣內約有 1 萬多人患失智症，長照需求

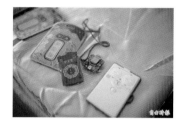

（圖片來源：https://news.ltn. com.tw/news/life/breaking news/2591814）

與經濟負擔隨之劇增，但屏東幅員遼闊，且各村里自然環境與經濟條件複雜，因此在有限的資源下，縣府致力朝在地場域打造高齡友善環境邁進。縣長也表示，讓長輩安全且溫暖的住在家中、在熟悉的社區中走動，不僅減輕照護者負擔，亦能擁有健康安全的老年生活，西勢村是屏東高齡樂智友善示範社區，除了硬體環境改善，也安排相關教育訓練、成立失智友善商住家等，凝聚社區民眾力量，建構高齡友善城市。

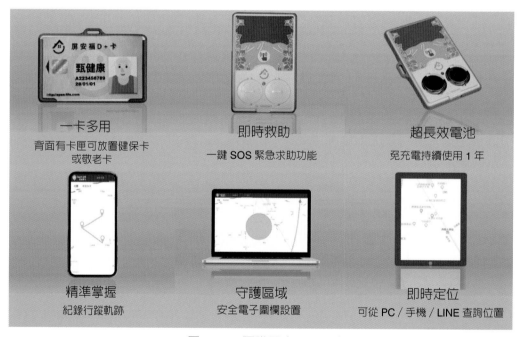

一卡多用
背面有卡匣可放置健保卡或敬老卡

即時救助
一鍵 SOS 緊急求助功能

超長效電池
免充電持續使用 1 年

精準掌握
紀錄行蹤軌跡

守護區域
安全電子圍欄設置

即時定位
可從 PC／手機／LINE 查詢位置

圖 4-15　認識屏安福 D+ 卡

《屏安福 D+ 卡宣導影片》→
←《防走失安全定位票卡平臺使用手冊》

4.2　醫院與遠距醫療照護之連結

　　物聯網在健康照護應用上發揮著很大的作用，從管理慢性疾病的一端到達預防疾病的一端，藉助智慧醫療的力量使過去以疾病為導向的治療模式，轉向以功能為導向的照護模式，讓健康照護與生活產生更緊密的鏈結。透過人工智慧、攜帶式裝置的發展，與網路無國界的概念，使醫療相關產業面臨數位化轉型議題，患者與醫師或是患者與世界各地的患者之間有了新的數位化鏈結，然而建立起這鏈結的關鍵便是「數據」，然而在醫療健康照護領域，數據的運用甚為謹慎，需考量到醫療機密性（Medical confidentially）、醫療隱私性（Medical Privacy）。透過數據的傳遞，患者與醫師間搭建了更多資訊交換的管道，同時建立起跨界的醫療訊息交換網絡平臺落實遠距照護（Telecare）服務，尤其幫助了因為空間與時間的限制而無法獲得有效的健康監測而錯失了治療黃金期的人們，透過小而強大的物聯網以無線連接方法監測患者，即可從各式各樣的感測器安全地獲取病患資料，再應用複雜的演算法分析這些資料然後透過無線連接分享至專業醫療人員提供更即時的醫療處置與更適當的健康建議。

　　遠距照護（Telecare）是指在有一段距離的

> 醫療機密性（Medical confidentiality）：是一套規則，用來保密人與醫護人員之間訊息的討論與訪問。（Victoria & Cambridge Dictionary）
>
> 醫療隱私性（Medical Privacy）：是一種權利，使病人有權對其個人紀錄、事物的安全性進行保密。（HHS. gov & Cambridge Dictionary）

遠端藉由電信通訊及電腦技術提供健康照護或社會服務予居家、社區或機構之民眾 [7]。舉例來說，心臟病患者可以全天候的接受治療以及防止藥物中毒的風險，可以輕易的在心電圖上觀察到心律不整，心電圖的數據可以更快地顯示出患者的心臟問題；慢性病的病患能降低併發症的發生而患有急性併發症者亦能及早被診斷等，透過蒐集到的數據可以提供人們做出更正確健康的選擇，讓醫療保健可以做出更有效的預防。

臺灣遠距醫療發展始於 1995 年，主要以解決山地離島偏遠地區醫療資源不足的問題及照護偏遠地區居民健康為目的，發展至今已稍有成果，尤其是衛生福利部的前身衛生署在 2007 年規劃「遠距照護試辦計畫」，透過資通訊科技的導入應用，已成功建置出社區式、居家式、機構式三種遠距照護服務模式 [8]。目前臺灣遠距照護的相關規範，大多附屬在其他醫療照護項目中，如臺大醫院、耕莘醫院、彰化秀傳醫院等。其中，臺大醫院於 2009 年 8 月成立遠距照護中心，結合電子病歷應用、遠距照護資訊網路與遠距生理監測系統，由遠距醫療團隊監控各項生理數據，服務項目包含：遠距生理測量、遠距持續性照護、遠距即時辦門診、緊急護理諮詢、健康報告書 [9]。當患者出現身體不適，可隨時來電詢問專業醫護人員，醫護

人員亦會針對每日量測的數值主動進行監測及相關照護，此項服務可讓患者在家就能獲得立即且持續的照護與諮詢，減少疾病復發或嚴重併發症。

遠距醫療（Telemedicine）對於出院病患的追蹤也將是一大重點，當病患出院後 14 天是一大觀察指標。根據衛生福利部「非計畫性住院案件出院後十四日以內再住院率」指標，指出病患若完成治療後（出院）14 日內再次住院、人出院後未能遵循醫囑，做好自我健康照護或是其他原因導致病情不穩定就醫，表示醫院對住院病人照護可能需再加強。醫療團隊若是能透過遠距醫療來掌控病患出院後的追蹤，可大幅降低患者的再入院率 [10]。

4.2.1　醫療級救護平臺

美國醫療保健交流平臺 Voalte 為一個使用智能手機改善醫院與病友溝通的照護平臺，藉由部署多數的智能手機解決方案，將照護服務提升到一個新水平，該解決方案可為醫療保健方提供動力，增強護士和醫生的合作能力，並使病友及家屬詳細了解健康狀況。其提供了四種不同的服務模式：合作、管理、分析、整合（如圖 4-16），藉此為整個護理團隊創建簡化，安全的通訊系統，無論在醫院內還是醫院外皆可運用醫療數據分析結果，並以智能手機

遠距醫療（Telemedicine）廣泛地定義為將電子醫療數據從一個地方轉移到另一個地方。這種醫療數據傳輸可以利用各種電信技術，包括普通電話線、ISDN、T1 通訊全支援、ATM、互聯網、內聯網和衛星。

（R.L. Bashshur, P.A. Armstrong）

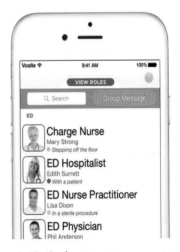

（圖片來源：https://connectuscorp.com/apple-iphone-dep-healthcare-communication-case-study/）

影音資料《*Voalte Platform*》→

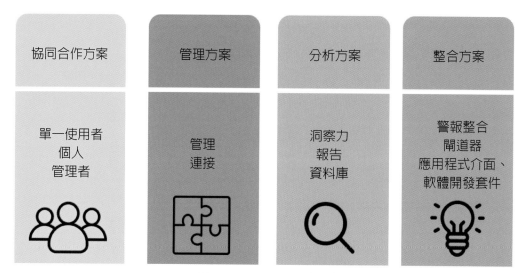

協同合作方案　　管理方案　　分析方案　　整合方案

單一使用者
個人
管理者

管理
連接

洞察力
報告
資料庫

警報整合
閘道器
應用程式介面、
軟體開發套件

圖 4-16　Voalte 平臺架構

（圖片來源：https://en.wikipedia.org/wiki/Voalte#/media/File:Voalte_Platform_Graphic.jpg）

與病友溝通、調整個人健康狀況，同時促進不同系統與數據之間的互相流通，從而使醫療保健組織能夠更加清楚病友身體情況。此外，整合系統連接到各種警報單位，能有效將警報訊息直接發送到合適的看護人員進行通知。

4.2.2　智慧藥盒遠端病患監控

隨著資通訊技術的普及、大數據與互聯網的發展，慢性病患長期監測需求的增加、新藥物臨床試驗的需求以及醫院病歷電子化的推動等，帶動整體醫療照護環境逐漸趨向行動醫療。行動醫療產業發展創新走向，可從三個層面發想：(1) 疾病預警與預測，國外企業針對個人化預防醫學等議題，提供整合性的醫療服務，利用分子影像與分子治療方案，進一步預

測疾病早期症狀與診斷現況，達到早期預警之目的、個人化的健康照護管理及記錄個人的生理量測數據，讓醫療人員可遠端健康監控並即時取得病患的個人健康照護紀錄；(2) 整合醫院與居家系統，建構個人健康紀錄系統與照顧管理平臺，可提升整體健康照護效率並帶動創新醫療服務的發展。例如醫療院所遠距照護中心對心血管疾病、糖尿病與傷口病患，提供做 24 小時不間斷的居家生理數值的監控。在病患端安裝遠端監控生理訊號儀，包含血壓計、血糖計、血氧計、心電圖計等，可上傳病患的生理數據，並產出個人報表及與醫院電子病歷系統連接；(3) 無線網路傳輸，透過智慧型空間與無線環境發展，使資訊傳遞更加便利與即時。例如國內企業與大學近年全心投入在生理監控產品與整合雲端技術的開發，透過 4G 無線網路環境為主的服務架構，將平臺延伸到各醫療體系與民眾，並提供個人生理資訊追蹤與用藥控制提醒。圖 4-17 為遠端病患監控流程示意圖，透過前端的藥片相機與收發器，藉由無線網路傳輸將資料傳送至雲端，提供了醫療或相關人員監測來自穿戴式裝置的資料，這些物聯網設備蒐集到的資料能以視覺化方式呈現，並透過大數據分析使資料變得有意義。

• EllieGrid 智慧藥盒

　　EllieGrid 是美國發明的一款智慧藥盒，它

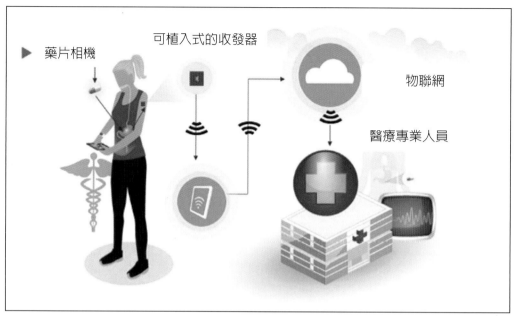

可植入式的收發器

藥片相機

物聯網

醫療專業人員

🛜 圖 4-17 遠端病患監控流程

（圖片來源：https://www.nxp.com/docs/zh/white-paper/IOTREVHEALCARWP.pdf）

影音連結↑
《*EllieGrid Setup
Tutorial*》

能夠提醒使用者何時該吃藥，並可以明確地指出需要服用的劑量，EllieGrid 一次可放入 7 種藥品，與其他智慧藥盒不同，他是將同一種藥品放置同一格中，防止各個藥品間的互相汙染，在初次使用時，使用者透過專屬的 APP 與 EllieGrid 進行連接，在藥盒內放入藥品並透過 APP 設定吃藥時間以及劑量，當到了吃藥時間 APP 與藥盒就會自動提醒使用者，並透過藥盒上面的 LED 指示來服藥。EllieGrid 在定位上不是以往傳統古板的疾病藥物盒，而是追求設計感從外表上難以看出他就是一個藥盒，整體尺寸為 196×104×29.5mm，同時兼具輕巧方便可任意的攜帶。

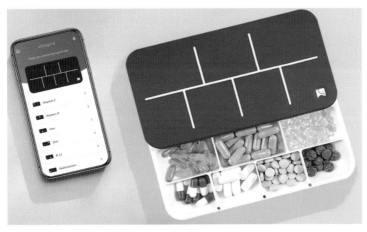

📶 圖 4-18　EllieGrid 智慧藥盒

（圖片來源：https://elliegrid.com/）

4.2.3　行動醫療箱

　　為因應全球人口高齡化的健康需求，磐旭科技推出「行動健康管理」，以物聯網系統為基礎，打造出健康量測組，運用身分辨識與雲端技術，協助銀髮族與全家人作好自主健康管理。健康照護整合包是透過 Bluetooth、RS-232、CAN BUS 等介面串連設備，可擴充的量測設備包括血壓計、血糖、體溫等，並搭配雲端管理量測數據，將資料上傳後可轉移並與醫療院所做連結供醫療院所做分析與應用。在量測時若發現數值異常系統會發出通知，讓醫護人員在第一時間收到通知並做出相對應處置，提高病患與醫療院所之間的緊密關係，同時讓醫療院所方便追蹤病患院外自我健康管理。

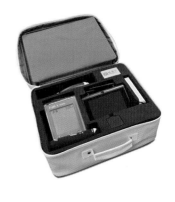

> RS-232 是美國電子工業聯盟（EIA）制定的序列資料通訊的介面標準，原始編號全稱是 EIA-RS-232（簡稱 232、RS232），被廣泛用於電腦序列埠外設連接。232 是標識號，C 代表 RS232 的第三次修改。
> （Wikipedia）

　　健康照護整合包的特色包含：(1) 可應用於救護車上到院前健康數據評估。(2) 將個人居

控制器區域網路（Controller Area Network，簡稱 CAN 或者 CAN bus）是一種功能豐富的車用匯流排標準，被設計用於在不需要主機的情況下，允許網路上的單晶片和儀器相互通信。（Wikipedia）

影音連結↑
《M6501 健康
照護整合包》

家健康量測數值與醫療院所連線，醫院可於第一時間掌握病人日常健康紀錄做出即時應變。(3) 長照中心端可同時記錄不同病患的資料增加照護者的效率，並與醫療院所同步。(4) 針對偏遠小鄉鎮做醫療巡檢，方便巡檢人員攜帶與使用，並即時回傳資料，做第一時間之處置。(5) 一般社區、公眾場合（如公部門），提供一般民眾日常之量測與記錄，不需隨身攜帶量測儀器。(6) 結合復康巴士，除了提供乘載服務，也可同時提供健康量測服務，達到醫療無界限的目的。

4.2.4　健康資訊雲端服務

藉由網際網路蓬勃發展，與智慧型手機的

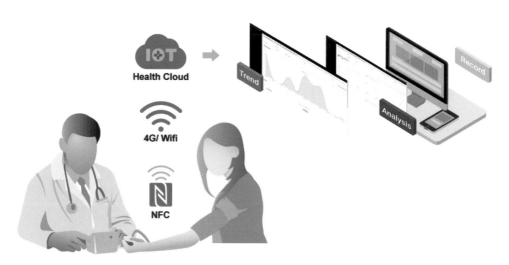

🛜 圖 4-19　行動醫療包操作流程示意圖

（圖片來源：https://www.amobile-solutions.com/products/tw/IoT-Device/rpm-m900/）

普及，醫院內部傳達衛生教育（簡稱衛教）的方式不單單只是透過紙本單張，現在的衛教照護服務機構內的專業人員可以由遠端提供照護服務及衛教觀念，提供知識上、態度上和行為上的改變，以其維持和改善其健康的過程。透過多元且便利的呈現方式，不僅能提升藥師進行用藥指導的效率，也讓衛教觀念與民眾更加貼近。

> 衛生教育：指的是一種過程，需要評估整體民眾的健康需求，包括能瞭解民眾社會上、心理上、教育上、社會經濟上、職業上與文化上的特質（Verstraete & Meier）。

• 雲端醫院衛教新知

　　臺北市立聯合醫院為了打造雲端醫院提供雲端健康照護平臺，同時也提供 APP 的服務，

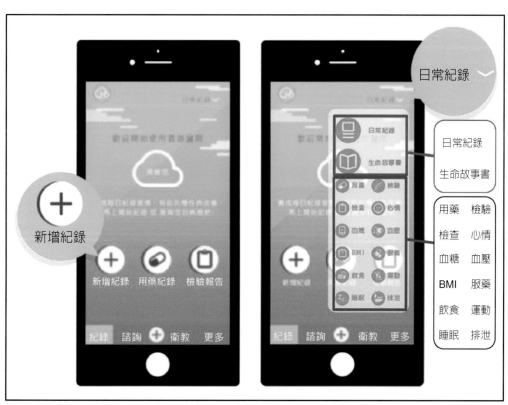

🛜 圖 4-20　雲端醫院 APP 畫面

（圖片來源：https://v-hosp.tpech.gov.tw/w/Tpech/DailyMeasurement）

病患可透過平臺網站或手機 APP 隨時隨地獲取個人的病歷記錄與相關的衛教資訊，其內容包括：每日量測、病患記錄、線上諮詢、線上掛號、活動／課程、衛教新知等功能，透過此服務病患可記錄下他們每天的日常狀況，以幫助病狀的改善，亦可了解過去的用藥記錄與檢驗報告，而如果有問題能利用視訊、語音、文字等方式進行諮詢，以快速且準確的解決病患的問題，在平臺上也提供許多活動與課程的相關資訊供病患們參加，與許多的衛教新知以提升病患基本的健康知識。

● 社區小站──遠距健康照護平臺

「社區小站」以公共空間為服務的場域，提供多元、創新的資通訊技術整合建構智慧化的遠距照護服務模式，整合了社區志工、專業醫護團隊與社區服務單位團隊。透過雲端照護平臺，提供全方位遠距照護服務，服務項目包括遠距生理量測、會員健康管理、異常資料追蹤、貼心電話關懷以及生活資源轉介等；並進一步發展居家照護服務模式。此平臺為了提供多元化照護服務項目，導入智慧型觸控式螢幕，讓民眾不需要使用滑鼠，即可輕鬆獲得服務，若有健康照護的問題，可即時連線醫護團隊，透過視訊畫面進行面對面的衛教諮詢。

● 智慧型手機藥品辨識

隨著年齡的增長，身體機能逐漸衰弱，也

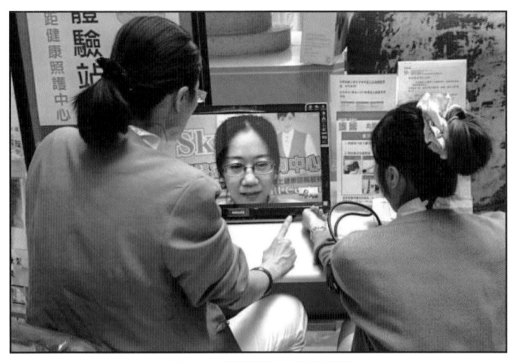

📶 圖 4-21　遠距衛教平臺視訊服務

（圖片來源：http://www.omnihealthgroup.com.tw/ph-healthcare.html）

衍生了許多慢性疾病，更有許多長者同時患有多種慢性疾病，然而這些慢性疾病多是透過藥物來控制的，但是一旦放進藥盒裡，許多藥丸的大小與顏色相似，容易造成長者的混淆。甚至有些長者習慣囤積藥物，時間久了根本搞不清楚藥物的用法，造成許多用藥問題。為了解決用藥所面臨的種種問題，2011 年一間醫療公司聚集了臨床護理人員、工程師、科學家等，試圖找出獨特和創新的藥物安全解決方案，開發了一款名為「MedSnap」的 APP，MedSnap 具有辨識藥品與提供藥物資訊的功能，辨識時須透過專屬圖像板（如圖 4-22(a)），使用者可

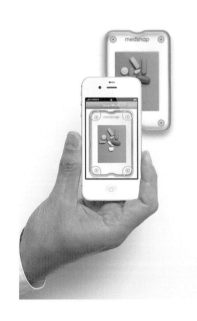

以將正在服用的藥物放在板子上，然後通過手機拍攝這些藥物，並會在手機上顯示相關的藥物訊息（如圖 4-22(b)），目前 MedSnap 的資料庫已收納超過 3300 種零售或處方藥物，其中記錄了這些藥物的如顏色、紋路以及大小等外觀特徵。Medsnap 還提供了一個醫療保健專業人員網路，用來讓患者和護理人員確保處方和用藥時間表是一致的。

影片連結↑

《*MedSnap-How to Snap Tutorial*》

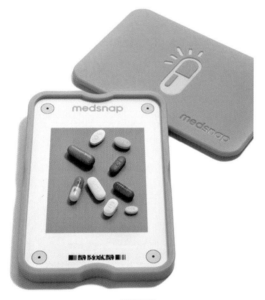

(a) 置藥盤

（圖片來源：https://www.wired.com/2013/08/an-app-thats-looking-to-document-the-worlds-pill-supply/）

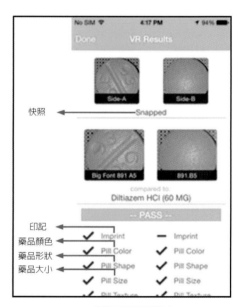

(b) 藥品資訊顯示

（圖片來源：https://www.medsnap.com/）

🛜 圖 4-22　MedSnap 藥品辨識

- 健康存摺病歷帶著走

　　在過去民眾想得知自己過去的就診狀況十分麻煩，需要大費周章前往醫療院所進行申請，且因為各家機關的醫療系統還無法串連，導致民眾需要前往多家醫療院所才能蒐集到完整的就醫紀錄。衛福部為了讓民眾能容易的了解個人的就醫情形、用藥及檢驗（查）等情況，於 103 年 9 月 25 日推出健康存摺（網頁版），讓民眾可以在通過身分認證後，隨時透過網路查詢自己過去的就醫記錄，如就醫院所名稱、就醫日期、疾病名稱、服用藥品、過敏資料、檢驗結果資料等，民眾也可自行選擇下載的檔案格式（如：HTML 格式、XML 格式、JSON 格式、影像格式檔案），將就醫資料保存下來。104 年 10 月 02 日為配合民眾的行動載具的使用情況推出健康存摺（手機版），同時支援 Android 與 iOS 系統，其內容與網頁版相同，如圖 4-23(a) 所示，包含最近一次就醫紀錄、用藥資料、生理量測紀錄等資訊，並透過與電信公司合作，民眾能更快速且方便完成身分驗證，讓民眾更容易使用此資源。針對民眾個人的行事曆，如圖 4-23(b)，紅色愛心表示當日有行程，不僅能讓民眾手動填寫，亦能從系統將醫療院所預約的日期自動填入。

> 超文本標記語言（Hyper-Text Markup Language, HTML）：是用於描述網頁結構的語言。（全球資訊網協會 w3c）
>
> 可延伸標示語言（Extensible Markup Language, XML）：是 SGML 的一個子集，它的目標是使通用 SGML 能夠以 HTML 現在可以實現的方式在 Web 上提供，接收和處理。XML 的設計易於實現，並且可以與 SGML 和 HTML 互操作。SGML 代表標準通用標記語言。（全球資訊網協會 w3c）
>
> JSON（JavaScript Object Notation）：是一種輕量級的數據交換格式。（Json 官方組織）

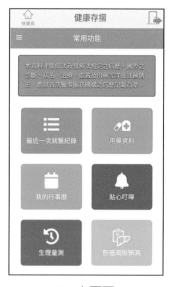

(a) 主頁面

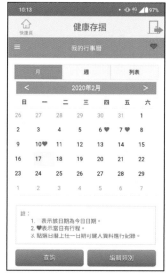

(b) 個人行事曆

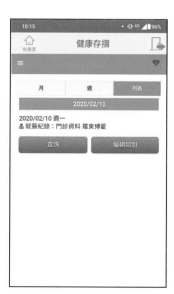

(c) 行程細項

圖 4-23 健康存摺（手機版）

　　民眾若想下載個人的就醫紀錄須先進行身分的認證，以手機驗證為例，下載健保快易通 APP，開啟 APP 點選健康存摺，接著行動電話認證，在此需要注意需使用自身的手機網路，且申辦手機的所有人為本人才能進行驗證，確認以上動作後輸入手機門號與身分證號，再輸入健保卡號後 4 碼與註冊密碼即可完成身分驗證，民眾就可登入健康存摺查閱資料。以網頁版為例，如圖 4-24(a) 所示，進入健康存摺平臺後點選右上方的下載服務這邊可選擇下載資料的格式（如圖 4-24(b)），接下來選擇資料內容後按下產製（如圖 4-24(c)），等待片刻後就可下載資料，將資料經由自身的身分證號解壓縮後就可觀看資料內容。

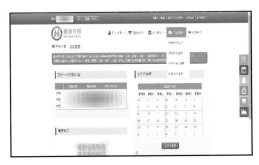

(a) 選擇下載格式

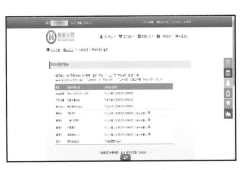

(b) 選擇資料內容

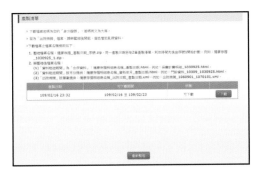

(c) 產製資料檔案

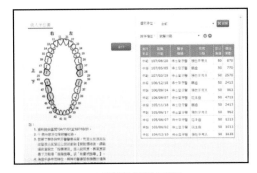

(d) 就醫資料呈現

🛜 圖 4-24　就醫紀錄下載

　　透過健康存摺民眾可以 (1) 管理自我健康，清楚了解個人的看病歷程與過敏紀錄等，並能透過這些資訊提升自己的健康意識達到預防保健。(2) 便利醫病溝通，除了讓自己了解自身的健康狀況外，亦可將資料列印出來或者儲存於行動裝置中，於就醫時可將資料提供醫師參考，讓醫師能得知於其他院所的就醫狀況，以利於做出準確的處置與避免藥物的衝突，提升醫療安全與效益。(3) 珍惜健保資源，讓醫療院所的申報費用資料透明化，使民眾一同參與全民健保珍惜醫療資源。(4) 方便資料取得，彙整

↑
《健康存摺 APP
介紹》

不同醫療院所的健康資料庫，讓民眾能免去往返不同機關，利用網路即可於單一入口取得所有的資訊。

4.3 物聯網技術與醫護閉環管理

隨著物聯網技術蓬勃發展，推動醫療物聯網（Internet of Medical Things, IoMT）的新潮流，IoMT 將人（患者、醫護專業人員）、數據（患者臨床測量數據）、流程（醫療服務）、關鍵技術（物聯醫療設備與行動應用程式）智能化整合 [11]，發展以患者為中心的照護模式，提供數位化且高價值的照護服務，同時實現護理流程標準化、運營管理的精細化，完成醫療對象其全流程的閉環管理。閉環管理（Closed Loop Management），根據Robert S. Kaplan 與 David P. Norton 學者的定義，閉環管理首先是制定策略，然後將其轉化為策略計畫的特定目標。以策略計畫為指導，規劃出實現其目標所需的運營計畫和資源。當管理人員執行策略和運營計畫時，他們會持續監控並從內部結果以及有關競爭對手和業務環境的外部數據中學習，以了解策略是否成功。最後，將定期重新評估該策略，如果先前的假設已過時或存在錯誤，則對其進行更新，從而引發整個系統的另一個循環 [12]。然而，運用在醫療領域中能將正確有力的訊息反饋並作出相應變革，

使矛盾和問題得到即時解決，透過不斷決策、控制、反饋，從而在循環流程中自我超越，於醫院中能更有效地提高整體資訊水準和服務能力，使醫護過程中的每個步驟變得準確、方便和易於掌控，以致改善傳統的就醫流程，進而建構更完整與效率化的醫療生態環境。後續小節將舉例說明閉環管理在醫療照護的應用案例。

4.3.1　血液閉環管理

血液管理為醫院的重要課題之一，在傳統的血液管理流程中，從捐血登記、體檢、血樣檢測、採血、血液入庫、在庫管理、血液出庫到供醫院患者使用，每一環的工作都極其重要，且過程中傳遞著許多複雜的數據資料，包括捐血者的基本資料、採血資訊、血液類型、經手人等，因此增加了血液管理及資訊互通的困難，且血液的保存也是極為複雜的工作，若環境的條件不佳，就容易造成血液變質，導致血液無法使用，鑑此，血液的管理從採集、運輸到儲存的監控都需十分精細、準確。

無線射頻識別技術（Radio Frequency Identification, RFID）是一種採用射頻技術的非接觸式自動識別技術，其優點在於可透過無接觸的方式實現遠距離、多標籤甚至在快速移動的狀態下進行自動識別。而 RFID 技術能給予每袋血液提供唯一識別碼，作為儲存的相應訊

RFID（Radio Frequency IDentification）：是指使用無線電波來促進數據通信識別，有空間定位、感知有生命或無生命物體的電子設備。任何使用無線電波進行通信的物件，能夠將自己與其他物品區別開來，以辨別自己和其他物品的身分。RFID 的首次使用是在 1940 年，用來識別和區分軍用飛機，RFID 用途包含：(1) 打開車門鑰匙；(2) 收費站使用的自動付款通行證；(3) 建築物通道系統；(4) 護照、支付卡、學生證；(5) 無線傳感器和網狀拓樸網路。（RFID.net）

息，使之與後端資料庫做鏈結，保持血液的處理步驟皆受到即時且完整的監控。RFID 血袋應用不只在醫院內部使用，還必須與捐血中心及不同醫院之間進行資料互通，以將調動資訊更新至資料庫，使管理人員能快速得知是否有異常訊息，其整個應用從上游的院外監測（捐血中心）、中游的院內監測（醫院）到下游的院內監測（病患），都能實施嚴密的監控，如圖 4-25，其流程如下 [13]：

1. 民眾捐血血袋送至捐血中心。

2. 於捐血中心時，在血袋貼上 RFID 標籤，然後進行入庫管理。

3. 醫院申請血液，透過 RFID 共通平臺向捐血中心申請領血單。

4. 運血車工作人員透過領血單為憑證，到捐血中心領血，並出庫運送到醫院。

5. 血品運送至醫院後接續進行入庫作業。

6. 病患申請用血，醫護人員取血時利用行動照護系統進行交叉比對，然後透過保溫箱將血品送到病患處。

7. 病患用血前，醫護人員透過行動照護系統，進一步進行血品與病患交叉比對。

8. 病患完成用血程序，將資料從 PDA 回傳到醫院資料庫，並進一步回傳到血液中心。

其步驟 1～4 屬院外監控、步驟 5～8 則屬院內監控，使血液無論是在採血點、調動點血

庫，或是使用點醫院，皆能全程受到 RFID 系
統的監控，以非接觸式識別 RFID 技術應用在
血液管理中，確保血液在不會受到汙染的條件
下進行識別和檢測，減少對血液汙染的可能
性，而藉由系統設定血液的有效日期，可達到
自動檢測庫存中血液的情況，並實現報廢警
告，且多標籤識別技術能有效提高工作效率，
也實現即時追蹤血液訊息的目的。

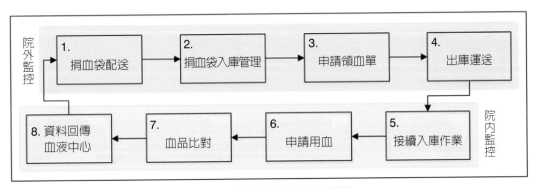

圖 4-25　血液閉環管理流程圖

4.3.2　閉環藥物管理

　　藥物閉環管理是一個電子化的藥物管理模
式，其所有相關藥物訊息都是無縫記錄的，在
藥物循環的步驟中皆以電子方式支持─訂購、
驗證、準備和管理。由於傳統給藥模式（如圖
4-26），包含了以下幾項缺點：

　　1. 傳統患者繳費需要去繳費窗口排隊，患
者排隊時間長，滿意度差。

　　2. 傳統窗口發藥以手寫用法、頻次和口頭

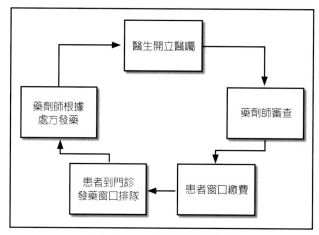

🛜 圖 4-26　傳統給藥流程

傳達爲主，醫囑傳達易出錯，用藥安全無保障，用藥時間等易出錯，導致用藥效果不理想。

3. 窗口藥師長時間重複性工作，疲勞後易出現發藥差錯，出現差錯後不容易發現、糾正。

4. 傳統窗口針對患者處方擺藥，患者取藥時才擺藥，患者等待時間長，門診量大時等待時間尤其長，患者滿意度極差。

5. 傳統門診藥房藥品管理上，藥架補藥並無訊息化流程，需專業化藥師進行操作，增加藥師日常工作量，補藥的準確度難以得到保障，也增加了醫院的人工成本。

6. 傳統的門診藥房並不清楚發放到患者手中藥品的批次、批號、廠商等詳細資訊，出現藥品質量問題需召回時，難以聯繫相應患者。

7. 傳統審方根據醫生開具診斷，查看患者檢驗、檢查等資訊不方便。

因此，爲了達到安全規範，將運用閉環藥

物管理精細化的特點，結合以下四點：主動醫囑、電子標籤的提供者（醫生、護士）、條碼藥物、擁有電子標籤的病人。護理人員將醫囑直接輸入電腦，再直接發送到藥房進行驗證和分配，患者也會配戴上有電子條碼。每張醫囑將與病人的條碼和藥物條碼聯繫起來，確保患者在正確的時間以對應的服用方式（口服、靜脈注射等）得到相對劑量的藥物。掃描條碼將正確的患者檔案輸入至臨床資訊系統中。

藉由藥品閉環管理應充分利用現代資訊技術，實行流程數據追蹤與整個藥物醫囑的閉環管理，進而有效控制醫療質量，給患者帶來安全、便捷、舒適的就診體驗，且有助於確定工作優先順序及取代耗時、易出錯和紙張的處方，並顯著改善醫生、護士、藥劑師之間的溝通提供更好、更完善的醫療護理服務品質。

4.3.3　手術器械供應閉環管理

手術器械供應與醫院感染有著密切的關係，其影響醫療護理品質和效果，關係到病人的生命安全，亦可關係醫院營運的成敗。一般透過醫院供應中心負責手術器械之消毒滅菌作業，包含重新拆包、清洗、烘乾、保養、包裝、滅菌、儲存、請領等一致性標準動作，主要由流動護士和供應中心人員核對使用過盤包數量是否正確，核對確認數量無誤後，將器械

浸泡於可分解人體分泌物的酵素清潔劑中，可有效防止血液凝固附著於器械表面，且酵素清潔容易移除器械上之微生物；待浸泡完後器械放置洗淨機中，清洗乾淨。供應中心人員將去汙區清洗處理後之器械烘乾、保養和檢查，依據盤包明細做器械盤包的配對，清點器械數量及包裝盤包。將打包完成滅菌的器械盤包黏貼化學指示劑（含盤包名稱、盤包代號、盤包效期、打包者），完成滅菌程序後，目視即可判定是否曾經過滅菌過程；再將要滅菌之器械放置於滅菌車中，送入滅菌鍋爐內滅菌。將滅菌後盤包依架上標示上架，儲存於無菌物品存放區。在使用前依據手術術式所需之器械明細清單抓取相對應器械盤包備料，放置於手術個案車內，並依使用單位申請之品項及數量，核對後發放，如圖 4-27。然而，器械是否清潔及滅菌完全其問題是引起院內感染重要的原因之一，若不幸發生醫療感染不僅增加病患住院天數，也增加醫療資源浪費，因此，供應中心是院內感染管制重要的一環。

由於器械需求方多半為手術室，而手術是病患在接受侵入性的醫療處置，所有侵入性處置皆涉及醫療器材、手術器械與患者直接接觸，故手術器械的滅菌品質在感染管控及病人安全上為重要的指標，臨床上一旦使用滅菌不完全的器械用品，極可能導致病患發生院內感

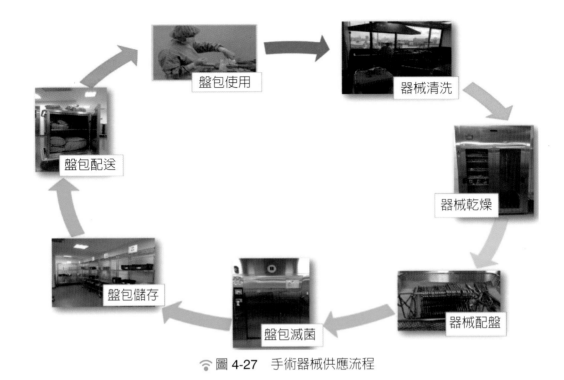

盤包使用

器械清洗

器械乾燥

盤包配送

器械配盤

盤包儲存

盤包滅菌

🛜 圖 4-27　手術器械供應流程

染，進而影響其性命安全及醫院名聲等嚴重後果。

　　藉由手術器械閉環管理的模式導入，以確保滅菌過程的完整性與安全性，並達到發生錯誤時的通知與處理，以提升病患使用器械的安全性，與降低滅菌器械所發生的錯誤率，並搭配系統的監控，提醒器械盤包的有效期限，降低病患使用過期或滅菌不完全之器械而造成的感染問題，有效提升病患安全性，讓病患處於更安全的醫療環境，達到醫病安全雙贏的效益。

+ 知識補充站

　　智慧醫院計畫以安全醫院計畫為基礎，重點在於提高醫院的適應能力，加強結構和運營方面以及提供綠色技術。能源改進包括太陽能電池板安裝，蓄電池和低能耗電氣系統，這些系統除了減少能耗之外，還減少了衛生部門在環境中的碳足跡，並為醫院提供了能源自主權，使其能夠在緊急情況下繼續運行。智慧醫院已經顯示出其成本效益和抗災能力。在聖文森特和格林納丁斯，喬治敦醫院（得益於智慧醫院的干預）是唯一一家在遭受嚴重暴風雨影響的 39 家診所和參考醫院（米爾頓卡托醫院）之後仍能正常運轉的醫院。此外，這家醫院在暴風雨後利用雨水儲備成為了社區的供水中心。儘管智慧醫院的概念尚未在拉丁美洲實施，但該地區的國家已經意識到了「安全醫院」倡議以及在全球廣泛傳播的「醫院安全指數」。

　　根據 PAHO 定義智慧醫院須具備以下功能 [1]：

1. 彈性	2. 可持續發展	3. 對環境無害
聲音屋頂和基礎	減少停機時間	用水效率
改進的安全性和標牌	彈性結構	廢物最少化與管理
安全設備和燃料儲存	降低運營成本	減少污染
受保護的高效門窗	提高安全性	雨水收集
排水良好	滿意的患者和員工	使用可再生能源的替代能源
備用電源	無害環境運營	高效的照明和散熱
水儲備	改善社區的緊急護理和服務	改善室內空氣質量
災害管理計畫		
綜合維修計畫		
殘障通道		

PAHO（Pan American Health Organization）是由不同國家合作的組織，主要的目的為改善和保護人的健康，與其成員國進行技術合作，以抗擊傳染性和非傳染性疾病及其病因，加強衛生系統以及應對緊急情況和災難，為美洲系統的專門衛生機構，同時也是聯合國專門衛生機構世界衛生組織美洲地區辦事處。

[1] Pan American Health Organization (PAHO), https://www.paho.org/disasters/index.php?option=com_content&view=article&id=3660:hospitales-inteligentes&Itemid=911&lang=en

練❖習❖題

1. 大數據的 5V 包含哪四個 V？

2. 臺灣目前將醫院分為哪四級？

3. 根據衛生福利部定義當病患出院後幾天是一大觀察指標？

   (A) 10 天

   (B) 14 天

   (C) 24 天

   (D) 30 天

4. 下列何者不是微創手術的好處？

   (A) 傷口變小

   (B) 疼痛減輕

   (C) 手術時間縮短

   (D) 增加醫療成本

5. 下列何者為生理訊號的英文全名？

   (A) Vital signs

   (B) Visulation signs

   (C) Vision signs

   (D) Visual signs

6. 下列何者之主要概念將正確有力的訊息反饋並作出相應變革，使矛盾和問題得到即時解決，透過不斷決策、控制、反饋，從而在循環流程中自我超越，有效地提高整體訊息水平和服務能力？

   (A) 開還管理

⒝ 閉環管理

⒞ 智能管理

⒟ 分散管理

7. 下列關於 RFID 的敘述何者錯誤?【P185】

⒜ 全名爲「無線射頻識別系統」

⒝ 不受距離限制

⒞ 能感知任何有生命、無生命物體

⒟ 具有空間定位

8. 除了本章提到的應用,還有哪些物聯網應用在智慧醫院領域的例子?

9. 有關於醫療隱私性(Medical Privacy),下列敘述何者正確?參自第 169 頁

⒜ 是一種權力,使病人有權對其個人紀錄、事務的安全性進行保密。

⒝ 是一種權力,使病人有權對其個人或其親屬的紀錄、事務的安全性進行保密。

⒞ 是一套規則,用來保密人與醫護人員之間訊息的討論和訪問。

⒟ 是一套規則,用來保密人與資訊系統之間訊息的討論和訪問。

參❖考❖資❖料

1. A. Jain. *The 5Vs of Big Data*. 2016 [cited 2019; Available from: https://www.ibm.com/blogs/watson-health/the-5-vs-of-big-data/.

2. WHO. eHealth at WHO. [cited 2020; Available from: https://www.who.int/ehealth/en/.

3. 衛生福利部中央健康保險署，*厝邊好醫師 社區好醫院*，2019 [cited 2019; Available from: https://www.nhi.gov.tw/Content_List.aspx?n=77E733B4D7F423AC&topn=0B69A546F5DF84DC.

4. 張慧朗等，*醫學資訊管理學（2 版）*，2014：華杏出版股份有限公司。

5. 衛生福利部與財團法人醫院評鑑暨醫療品質策進會，*2018 年臺灣病人安全通報系統年度報表*，2018, p. 28.

6. IFR. *Service robots-global sales value up 39 percent*. 2018　[cited 2019; Available from: https://www.ifr.org/ifr-press-releases/news/service-robots-global-sales-value-up-39-percent.

7. K. Doughty, K. Cameron, and P. Garner. *Three Generations of Telecare of the Elderly*. Vol. 2. 1996, p. 71-80.

8. DIGITIMES，*遠距醫護已成趨勢 相關技術前景看好*，2015 [July 2, 2015; Available from: https://www.digitimes.com.tw/iot/article.asp?cat=130&id=0000432074_iea1bzqe6yb5y35sa7rvy.

9. 臺大醫院，*遠距照護中心*，Available from:

http://www.ntuh.gov.tw/telehealth/.

10. 中央健康保險署，*非計畫性住院案件出院後十四日以內再住院率*，Available from: http://www1.nhi.gov.tw/AmountInfoWeb/iDesc.aspx?rtype=2&Q5C2_ID=1078.

11. Deloitte 勤業眾信，醫療科技與醫療物聯網，in 互聯式醫療器材如何影響醫療照護產業，2018, p. 2.

12. R. S. Kaplan and D. P. Norton. *Mastering the Management System* 2017, Harvard Business School Publishing Corporation.

13. DigiTimes，*從案例看軟體如何貫穿應用流程*，2008，Available from: https://www.digitimes.com.tw/tw/dt/n/shwnws.asp?cnlid=13&id=90650&ct=1&onenewspage=1&query=&page=2.

題目與解析

第一章

1. 物聯網的定義為何？分為哪三層？

答案：

(1) 物聯網（Internet of Things, IoT），即為物與物相連的網際網路，是將感測器裝置在真實物體上，透過網際網路互相連接，並藉由特定的程序來達到遠程控制。

(2) 感知層、網路層以及應用層。

解析：

(1) 根據 2009 年 Kevin Ashton 提出之定義，對應課本 P5。

(2) 根據學者 Pallavi Sethi 和 Smruti R. Sarangi 提出的物聯網三層架構，對應課本 P6。

2. 雲端運算服務可細分為哪 3 種服務？

答案：

基礎設施即服務（Infrastructure as a service，Iaas）

平臺即服務（Platform as a service，Paas）

軟體即服務（Software as a service，Saas）

解析：

對應課本 P8-P9。

3. 什麼是健康照護物聯網？帶來哪些益處？

答案：

(1) 健康照護物聯網（Healthcare Internet of Things, HIoT）是以物聯網為基礎所建構的一種新型態健康照護領域相關應用技術，利用傳感器、資通訊設備、資料傳輸以及專業醫療知識所形成的新型網絡，

有效滿足使用者與供應者在健康照護領域方面的需求。

(2) 解決資源不足的問題，進而提升服務效率、有效降低醫療服務成本、擴大醫療服務範圍、大幅提升醫療品質及效率。

解析：

對應課本 P13。

4. 急性病患是屬於何種照護體系照護的範疇？

(A) 生活照護服務體系　(B) 長期照護服務體系　(C) 醫療服務體系

答案：

(C)

解析：

醫療服務體系之服務對象主要為急性病患及出院需照護之病人。

長期照護服務體系之服務對象主要為長期失能者。

生活照護服務體系之服務對象主要為健康者及慢性病患者。

對應課本 P30。

5. 在醫師診斷時的過程中實際上並沒有什麼疾病，但卻根據診斷試驗的結果被定為有病的機率稱之為以下何種？

(A) 真陰性率　(B) 假陽性率　(C) 假陰性率　(D) 真陽性率

答案：

(B)

解析：

真陽性率：實際上有病被診斷為有病的機率。

真陰性率：實際上沒病被診斷為沒病的機率。

假陽性率：實際上沒病被診斷為有病的機率。

假陰性率：實際上有病被診斷為沒病的機率。

對應課本 P20。

6. 急性的顱內出血常隨著高血壓、腦部腫瘤、外傷、車禍，甚至血管病

變的發生，都可能導致顱內出血，一般的急性顱內出血分為四種，以下何種不包含在這四種之一？

(A) 蜘蛛網膜下出血　　(B) 腦出血　　(C) 軟腦膜出血　　(D) 硬腦膜下出血

答案：

(C)

解析：

一般的急性顱內出血分為四種，分別是硬腦膜上出血、硬腦膜下出血、蜘蛛網膜下出血、腦出血。對應課本 P18。

7. 有關於推播技術（Push Technology）下列敘述何者正確？參自第 27 頁

(A) 可以學習大量的資料後分析　　(B) 可用來控制一個或一系列的功能

(C) 可將特定訊息傳送給使用者來達到特定目的　　(D) 是一種運算技術，可理解人類的語言

答案：

(C)

解析：

(A) 深度學習 (Deep Learning)。深度學習依賴非線性演算法的分層架構，以建立一系列因子互動的分散式表示，透過提供深度學習學習大量的訓練資料後，就能開始識別元素之間的關係，這些資料可能是圖形、色彩、字詞等等的關係。參自第 21 頁

(B) 嵌入式系統 (Embedded System)。嵌入式系統是一種基於微處理器的系統，可用於控制一個功能或一系列功能。參自第 6 頁

(D) 自然語言處理 (Natural Language Processing, NLP)。自然語言處理是一種電腦運算的能力，能理解人類的語言，屬於 AI 技術的一種。參自第 26 頁

8. 關於機器對機器（M2M）敘述何者為非？【P17】

(A) 需要人工干涉才能執行　　(B)M2M 系統是透過點到點的方式通信

(C)M2M 服務旨在自動化決策、通信流程

答案：

(A)

解析：

機器對機器（M2M）：是兩個或多個實體之間的通信，它們不一定需要任何直接的人工干預。M2M 服務旨在自動化決策和通信流程。

第二章

1. 依據世界衛生組織（World Health Organization, WHO）的定義，65 歲以上人口稱為高齡者，當高齡人口達全國總人口數多少％以上稱為「高齡社會」？

(A) 7%　(B) 14%　(C) 20%　(D) 25%

答案：

(B)

解析：

根據世界衛生組織（World Health Organization, WHO）的定義，65 歲以上人口稱為高齡者，當高齡人口達全國總人口數 7% 以上，稱為「高齡化社會」，達 14% 稱為「高齡社會」，若達 20% 稱為「超高齡社會」。對應課本 P42。

2. 下列何者非三高指標？

(A) 高血壓　(B) 高血鉀　(C) 高血脂　(D) 高血糖

答案：

(B)

解析：

「三高」包含高血壓、高血脂、高血糖。對應課本 P54。

3. 下列何種非 Vital signs？

(A) 年齡　　(B) 血壓　　(C) 脈搏　　(D) 體溫

答案：

(A)

解析：

生理徵象（Vital signs）四個主要監測項目包括：體溫、脈搏率（心率）、呼吸率（呼吸率）、血壓。

4. 有關於 MQTT（Message Queuing Telemetry Transport）的敘述，下列何者有誤？參自第 71 頁

(A) 是一種機器對客戶（M2C）的通訊協議　　(B)Facebook Messanger 是以此技術作為訊息的傳輸　　(C) 擁有體積小、功耗低、封包最小化的優點　　(D) 可支援一對一以及一對多

答案：

(A)

解析：

MQTT 為 IBM 和 Eurotech 共同制定機器對機器（M2M）的通訊協議。由於其在發布／訂閱傳輸方式上擁有體積小、功耗低、封包最小化等特性，再加上其支援一對一和一對多的優點，因此非常適合應用在現今物聯網的環境。

5. 通信傳輸技術中，是以下列哪一種技術進行資料傳遞？

(A) C2C　　(B) B2C　　(C) B2B　　(D) M2M

答案：

(D)

解析：

機器對機器（英語：Machine to machine，常縮寫為 M2M），可用於描述任何技術，使聯網設備能夠在沒有人工手動幫助的情況下交換訊息和執行操作，是指機器與機器之間的資訊交流與傳遞，透過網路及機

器設備通訊的傳遞與連結達到資訊共享的概念。對應課本 P65。

C2C（Customer to Customer）是以消費者間的互相交易為主的電子商務模式。

B2C（Business to Customer）是以企業與消費者間的互相交易為主的電子商務模式。

B2B（Business to Business）是以企業之間的互相交易為主的電子商務模式。

6. 下列何者非無線通訊協定？

(A) WiFi　(B) ZigBee　(C) Bluetooth　(D) M2M

答案：

(D)

解析：

機器對機器（英語：Machine to machine，常縮寫為 M2M），可用於描述任何技術，使聯網設備能夠在沒有人工手動幫助的情況下交換訊息和執行操作，是指機器與機器之間的資訊交流與傳遞，透過網路及機器設備通訊的傳遞與連結達到資訊共享的概念。對應課本 P65。

7. 楊伯伯在空腹 8 小時後，測量的各項數值如下，SBP:141mmHg、DBP:95mmHg、FBG:130mg/dl、TG:150mg/dl，請問楊伯伯可能患有那些疾病？參自第 61 頁

(A) 第一期高血壓、T2D　(B) 第二期高血壓、T2D　(C) 高血壓前期、高血脂　(D) 高血壓前期、低血脂

答案：

(A)

第三章

1. 下列何者技術是透過替換現實影像、提前預錄的現實影像改變大腦對

時間的感知？【P113】

(A) AR (Augmented Reality)　(B) VR (Virtual Reality)　(C) MR (Mixed Reality)　(D) SR (Substitutional Reality)

答案：

(D)

解析：

替代實境（Substitutional Reality, SR）是改變時間感知。首先讓使用者看到現在時間現實影像，之後隨意替換現實影像（Cinematic Reality, CR）及先前預錄現實影像，混淆大腦時間判斷。（BenjaminEckste, EvaKrappAnne, ElsässerBirgitLugrin）

2. 下列何者不是體感互動科技整合的技術？

(A) Augmented Reality　(B) Virtual Reality　(C) Mixed Reality
(D) Studio Reality

答案：

(D)

解析：

體感科技的優勢是透過互動科技、空間定位、觸覺模擬、情境感測等技術，整合擴增實境（Augmented Reality, AR）、虛擬實境（Virtual Reality, VR）、混合實境（Mixed Reality, MR）、替代實境（Substitutional Reality, SR）等創新應用。對應課本 P106。因此本題答案為 (D)。

3. 下列哪一項關於長期照護敘述正確？

(A) 由家人或朋友提供正式醫療與護理服務　(B) 由專業人員或機構提供非正式醫療與護理服務　(C) 為身心功能障礙者，在短期內，提供一套包括長期性的醫療、護理、個人、與社會支持的照顧　(D) 服務可能是在機構裡、護理之家或社區之中提供

答案：

(D)

解析：

長期照顧（Long-term care, LTC）是指對具有長期功能失調或困難的人，提供一段持續性的協助對失能者配合其功能或自我照顧能力所提供之不同程度的照顧措施，使其能促進健康和預防疾病與併發症，並保有自尊自主及獨立性或享有品質的生活，長期照護是改善或恢復某些功能所必須的服務，包含：協助降低功能障礙的各種專業服務、日常生活活動的照顧、環境改善方案。對應課本P86。因此本題答案為(D)。

4. 目前臺灣長期照護體系可以依據服務資源類型分為下列哪些模式？（可複選）

(A) 居家式　(B) 機構式　(C) 醫院式　(D) 社區式

答案：

(A)(B)(D)

解析：

2016 年底核定「長期照護十年計畫 2.0」，旨在實現在地老化，提供從支持家庭、居家、社區到住宿式照顧之多元連續服務，以普及照顧服務體系，並建立以社區為基礎之照顧型社區，期望能提升長期照顧需求者與照顧者之生活品質。對應課本 P89。

5. 除了本章提到的應用，還有哪些資訊科技應用在長期照顧領域的例子？

答案：

英國密德薩斯大學（Middlesex University）利用 5 種特殊用途的 VR 頭戴式裝置讓護理系學生可以在虛擬實境（VR）病房培訓。透過 VR 模擬科技讓學生熟悉 20 種情境，包括過敏病患、慢性阻塞性肺病病患和糖尿病患。

6. 楊老先生，今年 51 歲，最近家人發現他似乎怪怪的，常常忘記自己是否有洗澡，甚至會突然想不起來自己小孩的名字，家人將他送到醫院，醫生評估其 CDR 爲 3 分，請問這是代表楊老先生失智程度爲何？

   參自第 117 頁

   (A) 極輕度　(B) 輕度　(C) 中度　(D) 重度

   答案：

   (D)

   解析：

   CER 爲臨床失智症評量表，0.5 分爲極輕度，1 分爲輕度，2 分爲中度，3 分爲重度。

第四章

1. 大數據的 5V 包含哪四個 V？

   答案：

   大數據的特性包含資料量龐「大（Volume）」、變化飛「快（Velocity）」，種類繁「雜（Variety）」，眞僞存「疑（Veracity）」，重要價「值（Value）」。對應課本 P138。

2. 臺灣目前將醫院分爲哪四級？

   答案：

   分級醫療將醫療院所分級爲「醫學中心」、「區域醫院」、「地區醫院」及「診所」四級。對應課本 P140。

3. 根據衛生福利部定義當病患出院後幾天是一大觀察指標？

   (A) 10 天　(B) 14 天　(C) 24 天　(D) 30 天

   答案：

   (B)

   解析：

根據衛生福利部「非計畫性住院案件出院後十四日以內再住院率」指標，指出病患若完成治療後（出院）14日內再次住院、人出院後未能遵循醫囑，做好自我健康照護或是其他原因導致病情不穩定就醫，表示醫院對住院病人照護可能需再加強。醫療團隊若是能透過遠距醫療來掌控病患出院後的追蹤，可大幅降低患者的再入院率。對應課本P163。

4. 下列何者不是微創手術的好處？

(A) 傷口變小　　(B) 疼痛減輕　　(C) 手術時間縮短　　(D) 增加醫療成本

答案：

(D)

解析：

微創手術侵害性極微，不但可以疼痛減輕、傷口縮小、血流量降低、手術時間縮短，更可以降低手術後感染及併發症的問題，使病患縮短住院時間天數，短時間恢復正常生活及工作，符合病患最大的期待。對應課本P154。

5. 下列何者為生理訊號的英文全名？

(A) Vital signs　　(B) Visulation signs　　(C) Vision signs　　(D) Visual signs

答案：

(A)

解析：

生理訊號（Vital signs）。對應課本P151。

6. 下列何者之主要概念將正確有力的訊息反饋並作出相應變革，使矛盾和問題得到即時解決，透過不斷決策、控制、反饋，從而在循環流程中自我超越，有效地提高整體訊息水準和服務能力？

(A) 開還管理　　(B) 閉環管理　　(C) 智能管理　　(D) 分散管理

答案：

(B)

解析：

閉環管理（Closed Loop Management），根據 Robert S. Kaplan 與 David P. Norton 學者的定義，閉環管理首先是制定策略，然後將其轉化為策略計畫的特定目標。以策略計畫為指導，規劃出實現其目標所需的運營計畫和資源。當管理人員執行策略和運營計畫時，他們會持續監控並從內部結果以及有關競爭對手和業務環境的外部數據中學習，以了解策略是否成功。最後，將定期重新評估該策略，如果先前的假設已過時或存在錯誤，則對其進行更新，從而引發整個系統的另一個循環 [12]。然而，運用在醫療領域中能將正確有力的訊息反饋並作出相應變革，使矛盾和問題得到即時解決，透過不斷決策、控制、反饋，從而在循環流程中自我超越，於醫院中能更有效地提高整體訊息水準和服務能力，使醫護過程中的每個步驟變得準確、方便和易於掌控，以致改善傳統的就醫流程，進而建構更完整與效率化的醫療生態環境。後續小節將舉例說明閉環管理在醫療照護的應用案例。對應課本 P176。

7. 下列關於 RFID 的敘述何者錯誤？【P185】

(A) 全名為「無線射頻識別系統」　(B) 不受距離限制　(C) 能感知任何有生命、無生命物體　(D) 具有空間定位

答案：

(B)

解析：

RFID（Radio Frequency Identification），是指使用無線電波來促進數據通信識別，有空間定位、感知有生命或無生命物體的電子設備。任何使用無線電波進行通信的物件，能夠將自己與其他物品區別開來，以辨別自己和其他物品的身分。

8. 除了本章提到的應用，還有哪些物聯網應用在智慧醫院領域的例子？

答案：

南韓多所教學醫院與醫療影像解決方案廠商 Lunit 收集了來自南韓、美國、英國 5 個機構的 17 萬份乳房 X 光影像檢查資料進行研究。研究發現，AI 偵測腫瘤以及不對稱、結構扭曲的敏感度，都高於人類放射科醫生。

9. 有關於醫療隱私性（Medical Privacy），下列敘述何者正確？參自第 169 頁

(A) 是一種權力，使病人有權對其個人紀錄、事務的安全性進行保密。

(B) 是一種權力，使病人有權對其個人或其親屬的紀錄、事務的安全性進行保密。 (C) 是一套規則，用來保密人與醫護人員之間訊息的討論和訪問。 (D) 是一套規則，用來保密人與資訊系統之間訊息的討論和訪問。

答案：

(A)

解析：

醫療隱私性（Medical Privacy）：是一種權力，使病人有權對其個人紀錄、事務的安全性進行保密。

醫療機密性（Medical confidentiality）：是一套規則，用來保密人與醫護人員之間訊息的討論和訪問。

索引

國家圖書館出版品預行編目資料

快速上手智慧健康照護／洪論評，張毓騰，林
家妃，石芷瑀作. －－二版.－－臺北市：
五南圖書出版股份有限公司, 2023.06
面；　公分
ISBN 978-626-366-074-8(平裝)

1.CST: 健康照護　2.CST: 健康照護設施
3.CST: 物聯網

419.7　　　　　　　　　　112006406

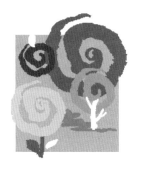

5R31

快速上手智慧健康照護

主要作者 ── 洪論評（163.8）

協同作者 ── 張毓騰、林家妃

再版編著 ── 石芷瑀

發 行 人 ── 楊榮川

總 經 理 ── 楊士清

總 編 輯 ── 楊秀麗

副總編輯 ── 王正華

責任編輯 ── 金明芬、張維文

封面設計 ── 鄭云淨、陳亭瑋

出 版 者 ── 五南圖書出版股份有限公司

地　　　址：106台北市大安區和平東路二段339號4樓

電　　　話：(02)2705-5066　　傳　　真：(02)2706-6100

網　　　址：https://www.wunan.com.tw

電子郵件：wunan@wunan.com.tw

劃撥帳號：01068953

戶　　　名：五南圖書出版股份有限公司

法律顧問　林勝安律師

出版日期　2020年6月初版一刷
　　　　　2023年3月初版二刷
　　　　　2023年6月二版一刷

定　　　價　新臺幣420元

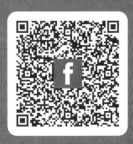
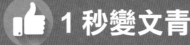

經典永恆・名著常在

五十週年的獻禮 —— 經典名著文庫

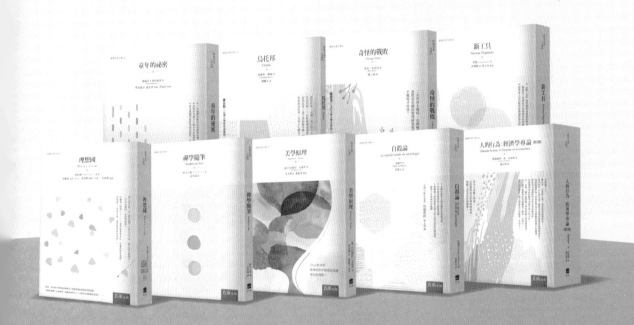

五南，五十年了，半個世紀，人生旅程的一大半，走過來了。

思索著，邁向百年的未來歷程，能為知識界、文化學術界作些什麼？

在速食文化的生態下，有什麼值得讓人雋永品味的？

歷代經典・當今名著，經過時間的洗禮，千錘百鍊，流傳至今，光芒耀人；

不僅使我們能領悟前人的智慧，同時也增深加廣我們思考的深度與視野。

我們決心投入巨資，有計畫的系統梳選，成立「經典名著文庫」，

希望收入古今中外思想性的、充滿睿智與獨見的經典、名著。

這是一項理想性的、永續性的巨大出版工程。

不在意讀者的眾寡，只考慮它的學術價值，力求完整展現先哲思想的軌跡；

為知識界開啟一片智慧之窗，營造一座百花綻放的世界文明公園，

任君遨遊、取菁吸蜜、嘉惠學子！